Richtlinien für die Kinderkost

Zum Gebrauch in Säuglings-Milchküchen Kinderheimen und im Hause

von

Professor Dr. Erich Rominger
Vorstand der Kieler Universitäts-Kinderklinik

Dritte
umgearbeitete und erweiterte Auflage

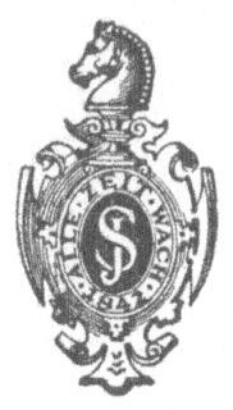

Berlin und Göttingen
Springer-Verlag
1947

ISBN-13: 978-3-540-01310-5 e-ISBN-13: 978-3-642-88106-0
DOI: 10.1007/978-3-642-88106-0

Vorwort zur dritten Auflage.

Die beiden ersten Auflagen der „Richtlinien" sind völlig vergriffen. Die Nachfrage nach einer neuen Auflage des Büchleins hat aus den Kreisen der Kinder-Fachärzte, der prakt. Ärzte, der Leiter von Säuglingsmilchküchen, Kinder-Krankenabteilungen und Kinderheimen immer größeren Umfang und Nachdruck angenommen. Ich habe mich deshalb trotz der noch nicht stabilisierten Ernährungslage entschlossen, eine den heutigen Anschauungen über die richtige Ernährung des Kindes entsprechende Neuauflage zu verfassen, die ich hier vorlege. Bei der Neubearbeitung habe ich namentlich die Fortschritte in der Ernährung des Säuglings berücksichtigt und habe eine Reihe neuer, bewährter Nahrungsvorschriften und Präparate mit aufgenommen. Ich bin mir dabei wohl bewußt, daß es heute bei der unterschiedlichen Nahrungsmittelrationierung noch nicht überall möglich ist, die empfohlenen Kindernahrungen herzustellen. Es scheint mir aber trotzdem richtig, die bestmögliche Ernährung der Kinder anzustreben und die schon früher gewonnenen guten Erfahrungen in Theorie und Praxis zur Darstellung zu bringen, um sie nicht in unserer heutigen Notlage der Vergessenheit anheimfallen zu lassen. Die angeführten Präparate und Fertignahrungen sind noch nicht alle wieder erhältlich. Die Rückfrage bei den Herstellerfirmen hat aber ergeben, daß damit gerechnet werden kann, daß die angeführten Präparate in absehbarer Zeit wieder im Handel erscheinen werden.

Bei der Ernährung der Kleinkinder und Schulkinder hielt ich es für zweckmäßig, auch die Ernährung in Notzeiten darzustellen, da sie leider wahrscheinlich noch längere Zeit wichtig sein wird. Ich stütze mich dabei auf meine eigenen Erfahrungen in nunmehr zwei Weltkriegen.

In Anbetracht der nachkriegsbedingten Schwierigkeiten bei der diätetischen Behandlung von kranken Kleinkindern und Schulkindern habe ich dieses Mal auf die Darstellung der Diätetik am Krankenbett in diesem Alter bewußt verzichtet, weil s. Zt. hier die gesamte Ernährung eingentlich nur auf größtmögliche Vereinfachung hinausläuft. Diese Beschränkung der diätetischen Behandlung auf das Notwendigste kann an Hand der Lehrbücher der Kinderheilkunde und der allgemein anerkannten Diätvorschriften ohne weiteres durchgeführt werden. Ich möchte mir in der zukünftigen Friedenszeit vorbehalten, diesen Teil der Kinder-Diätetik neu herauszugeben.

Dem Springer-Verlag bin ich dafür, daß er trotz aller äußeren Schwierigkeiten diese Neuauflage durchgeführt hat, zu großem Dank verpflichtet. Den Leser bitte ich, mich auf mir unterlaufene Unrichtigkeiten aufmerksam machen zu wollen und mir seine Wünsche für eine Neuauflage mitzuteilen.

E. Rominger.

Inhaltsverzeichnis.

Nahrungen für den Säugling.

Nahrungen für das Kleinkind und Schulkind.

Nahrungen für den Säugling.

A. Die einfachen Säuglingsnahrungen.

1. Der Nahrungsbedarf des Säuglings.

Die gebräuchlichste und derzeit beste Art, den Nahrungsbedarf des Brust- und Flaschenkindes festzustellen, bildet die biologisch-volumetrische Methode unter Zugrundelegung des Heubnerschen Energiequotienten. Unter Energiequotienten verstehen wir das Verhältnis des täglichen Nahrungsbedarfs zum Körpergewicht, und zwar zum Körper soll gewicht. Es genügt also zur Nahrungsbedarfsbestimmung nicht, nur das tatsächliche Gewicht zu ermitteln, sondern es muß festgestellt werden, ob dasselbe der Norm (Alter und Länge) entspricht. Als Ausgangspunkt für diese Berechnung dient am besten das jeweilige Geburtsgewicht. Für das Brustkind des ersten Vierteljahres werden 100 Kalorien, für das gesunde Flaschenkind 10—20 % mehr, also rund 120 Kalorien pro Kilogramm Körpergewicht berechnet. In einer Formel ausgedrückt beträgt die Gesamtmenge V (in Litern) einer Nahrung vom Kaloriengehalt c pro Liter für ein m kg schweres Kind im Tag:

$$\text{für ein Brustkind:} \quad V = 100 \cdot \frac{m}{c}$$

und

$$\text{für ein Flaschenkind:} \quad V = 120 \cdot \frac{m}{c}$$

Bei in der Anstalt beobachteten Säuglingen sollte der Energiequotient wöchentlich mindestens zweimal bestimmt werden. Es ist aber ausdrücklich zu betonen, daß die hier angeführten Nahrungsbedarfszahlen nur grobe Durchschnittswerte bedeuten. Es wird darauf ankommen, den optimalen Nahrungsbedarf des einzelnen Säuglings zu ermitteln, das ist jene Kalorienmenge, bei welcher das Kind bei dem Alter entsprechender Entwicklung regelmäßig an Körpergewicht zunimmt. Das Optimum wird im Einzelfalle höher oder tiefer liegen, je nach Konstitution, Alter und Temperament des Kindes. Übertriebene Angst vor Überfütterung der Brust- und Flaschenkinder hat vielfach dazu geführt, daß Säuglingen nur jene Nahrungsmenge gereicht wird, bei der sie eben noch gedeihen können. Bei nicht sehr genauer fachmännischer Beobachtung solcher Kinder führt dies leicht zu quantitativer Unterernährung mit allen ihren schädlichen Folgeerscheinungen.

Es folgen nun einige der gebräuchlichsten Angaben zur Berechnung des Nahrungsbedarfes beim Säugling:

1. Berechnung nach dem Heubnerschen Energiequotienten Gesamtnahrungsbedarf in den einzelnen Lebensquartalen

   a) für das gesunde Brustkind:

1. Quartal:	100—110	Kalorien	pro	Kilogramm	Körpergewicht
II. Quartal:	90—100	,,	,,	,,	,,
III. Quartal:	80— 90	,,	,,	,,	,,
IV. Quartal:	70— 80	,,	,,	,,	,,

   b) für das gesunde Flaschenkind:

1. Quartal:	100—120	Kalorien	pro	Kilogramm	Körpergewicht
II. Quartal:	90—110	,,	,,	,,	,,
III. Quartal:	80—100	,,	,,	,,	,,
IV. Quartal:	70— 90	,,	,,	,,	,,

2. Budinsche Zahl: Ein künstlich genährter Säugling soll in der Regel nicht mehr als etwa 10 % seines Körpergewichtes täglich an Kuhmilch erhalten.

3. Pfaundlersche Formel: Nimm den zehnten Teil des jeweiligen Körpergewichts an Kuhmilch, füge den hundertsten Teil des jeweiligen Körpergewichts an Kohlehydrat (doch nicht mehr als 100 g pro Tag) zu, bringe das Ganze mit Wasser auf ein Liter, teile in 5 Mahlzeiten ab und reiche von jeder so viel, als das Kind mit Lust trinkt.

2. Die Ernährung des Flaschenkindes.

I. Die Milch.

Die Grundlage jeglicher unnatürlichen Ernährung des gesunden und kranken Säuglings bildet eine möglichst vollwertige, frisch gewonnene Vollmilch, und zwar Kuh- oder Ziegenmilch. Diese muß, obwohl sie eine auf den menschlichen Säugling nicht abgestimmte, artfremde, also an sich schon unvollkommene Ersatznahrung der Frauenmilch darstellt, noch abgekocht und verdünnt und schließlich, um sie auf einen einigermaßen der Frauenmilch entsprechenden Nährwert zu bringen, wieder mit Kalorienspendern angereichert werden. Die praktische Erfahrung lehrt nämlich, daß bei der unnatürlichen Ernährung, wohl infolge der unvollständigen Ausnützung im allgemeinen, dem Säugling Nahrungsgemische von etwa 10—20 % höherem Nährwert angeboten werden müssen, um ein der Frauenmilchernährung ähnliches Gedeihen zu erzielen.

Das gilt in besonderem Maße von Säuglingen, die in Anstalten verpflegt werden, weil es bei jeder Massenverpflegung, wie es ja schon lange bekannt ist und sich besonders in Kriegszeiten wieder gezeigt hat, bei einer Nahrungsherstellung im großen stets zu Kalorienverlust kommt.

Gleichwertig ist der mit artfremder Nahrung erreichte Ansatz dem des Brustkindes niemals, was durch die geringere Widerstandsfähigkeit gegenüber Infekten, die Empfindlichkeit gegen Nahrungsänderungen und die schnelle Einbuße des Ansatzes bei jeglicher Ernährungsstörung und Erkrankung auch des gut gedeihenden Flaschenkindes bewiesen wird.

Man glaubte anfänglich, daß diese Minderwertigkeit der Tiermilch auf die biologische Höherwertigkeit des Eiweißes und des Fettes der Frauenmilch zurückzuführen sei, konnte aber hierfür keine sicheren faßbaren Unterlagen herbeibringen. In der Vitaminära hat man dann geglaubt, daß man für die besseren Ernährungserfolge der Frauenmilch ihren besonderen Vitamingehalt verantwortlich machen könnte. Man stellte sich dabei vor, daß namentlich der auffallend hohe C-Vitamingehalt der Frauenmilch als sogenanntes anti-infektiöses Vitamin eine maßgebende Rolle spiele. In der Tat ist im allgemeinen der C-Vitamingehalt der Frauenmilch etwa 4—5mal so hoch wie der der Kuhmilch. Nach allen naturwissenschaftlichen Erfahrungen verfährt die Natur im Angebot der Nährstoffe für den wachsenden Organismus so sparsam, daß dieses hohe C-Angebot irgendeine Bedeutung haben muß. Es hat sich nun herausgestellt, daß die C-Vitamin-Zugabe zu einer Tiermilch für die Nahrungswirkung im allgemeinen zwar günstig ist, daß sie aber im besonderen keineswegs die Infekt-Resistenz zu erhöhen vermag. Man wird also durch Zugabe von C-Vitamin bei Tiermilchernährung zweckmäßigerweise das C-

Angebot ebenso hoch machen wie bei Frauenmilchernährung. Man darf aber davon nicht erwarten, daß hierdurch die Tiermilch biologisch ebenso wertvoll wird wie die Frauenmilch. Durch die Abkochung und Verdünnung wird in erster Linie eine Abtötung von unter Umständen in der Milch enthaltenen pathogenen Bakterien (Tuberkelbazillen, Typhusbazillen, Dysenteriebazillen u. a.) erzielt und weiter eine Herabsetzung des hohen Salz- und Eiweißgehaltes, wovon das erstere nach neueren Untersuchungen das wichtigere zu sein scheint. Gleichzeitig wird aber auch die Gerinnung des Kuhmilch- (bzw. Ziegenmilch-) Eiweißes durch die genannten Verfahren so beeinflußt, daß sie im Säuglingsmagen nachweislich feinflockiger erfolgt, als bei Verfütterung von unverdünnter Rohmilch ohne Zugaben.

In der abgekochten Kuhmilch ist, wovon man sich jederzeit auch im Reagenzglasversuch überzeugen kann, die mit der Salzsäure des Magens herbeigeführte Käsegerinnselbildung, wahrscheinlich infolge der Ausfällung von Lactalbumin und -globulin, eine weniger feste. Hierbei wird aber das hitzeempfindliche C-Vitamin zerstört, so daß es zweckmäßigerweise durch frühzeitige Zugabe von frischen Obstsäften ergänzt werden muß.

Man halte sich stets vor Augen, daß die frische, rohe Vollmilch durch jegliche Vorbehandlung an Wert einbüßt; trotzdem lehrt die Erfahrung, daß im allgemeinen die beschriebenen Verfahren alle zur Erzielung einer gedeihlichen, ungefährdeten Entwicklung notwendig sind. Jedenfalls ist eine wirkliche Überlegenheit der Rohmilchernährung nicht erwiesen, die es rechtfertigen würde, die außerordentlich kostspielige Bereitstellung einer sicher einwandfreien, bakterienarmen Rohmilch allgemein zur Säuglingsernährung zu fordern. Sichergestellt ist dagegen, daß jede unnötige oder übertriebene Behandlung der Kuhmilch Schaden stiftet. So verändert zu lange fortgesetztes Kochen Zusammensetzung und Geschmack und vernichtet die namentlich in einer nicht ganz vollwertigen Milch (Wintermilch!) nur spärlich vorhandenen Vitamine. Zu hohe Verdünnung macht die Milchmischung gehaltlos; dabei mag erwähnt sein, daß die Vorstellung, die Milchverdünnung müsse eine um so höhere sein, je jünger der Säugling ist, offenbar in dieser Form nicht haltbar ist. Eine übertriebene Anreicherung der Milchmischung endlich, also eine zu konzentrierte Ernährung, kann eine Reihe typischer Ernährungsstörungen verursachen.

Aus alledem geht hervor, daß bei der Zubereitung der Säuglingsnahrung eine Reihe von Anweisungen sorgfältig beachtet werden muß.

An eine zur Säuglingsnahrung bestimmte Milch stellen wir folgende Anforderungen: Die Milch soll von gesunden Kühen, am besten aus Mischmilch von einer Herde, stammen, die sauber gehalten und gemolken wird. Eine solche Mischmilch ist gleichmäßiger zusammengesetzt als die von e i n e m Tier und ist durch eine mögliche frische Bakterieneinsaat infolge Erkrankung eines der milchspendenden Tiere (Euterinfektion! Tuberkulose!) weniger infektiös, als wenn für den Säugling ständig die Milch von nur einer oder zwei Kühen genommen wird. Die Milch soll möglichst frisch angeliefert sein, und es sollen alle etwa bei ihr vorgenommenen Konservierungs- oder Sterilisierungsverfahren bekannt sein.

Man unterschied in Friedenszeiten neben der Marktmilch solche Milchqualitäten als Markenmilch, die außer den allgemeinen Anforderungen, die nach dem Reichsmilchgesetz an jede in den Verkehr gebrachte Kuhmilch gestellt wurden, hinsichtlich Gewinnung, Beschaffenheit und Behandlung noch einer besonderen Überwachung unterlag und die bildlich und schriftlich als Markenmilch so gekennzeichnet war, daß die überwachende Stelle ersichtlich war. Diese Markenmilchen wurden in Flaschen verschlossen in den Handel gebracht und wieder weiter unterschieden in Markenmilch und Vorzugsmilch, die auch schlechtweg Kindermilch genannt wurde.

Erhitzte Milch kommt in normalen Zeiten als gekochte Milch, die als solche gekennzeichnet werden muß, und als pasteurisierte Milch in den Verkehr. Die letztere ist spätestens innerhalb 22 Stunden nach dem Melken pasteurisiert, d. h. auf die Dauer von mindestens ½ Stunde auf 63—65° dauererhitzt und im unmittelbaren Anschluß daran tiefgekühlt. Andererseits wird als pasteurisierte Milch eine solche verkauft, die eine Momenterhitzung in dünner Schicht oder feiner Verteilung auf mindestens 85° in besonderen behördlich zugelassenen Apparaten durchgemacht hat,

Die Markenmilchen stellen Rohmilchen dar, die in ihrer natürlichen Beschaffenheit in keiner Weise verändert sind. Sie entstammen Viehbeständen, die dem staatlich anerkannten Tuberkulosetilgungsverfahren angeschlossen sind und bei denen Gewinnung, Behandlung und Verkauf unter die besonderen Bestimmungen des Reichsmilchgesetzes in normalen Zeiten (siehe dieses §§ 21—25, 31 Abs. 1, Nr. 1 und § 32) gestellt sind. Vorzugsmilch soll mindestens 3 % Fett enthalten. Als Kindermilch soll nur eine allen hygienischen Forderungen bis ins einzelne entsprechende rohe hochwertige Vollmilch bezeichnet werden. Der Tierbestand soll hier monatlich tierärztlich untersucht werden; zur Fütterung darf, abgesehen vom Weidegang auf gut bestandenen Weiden, nur eine gewisse Art von hochwertigen Futtermitteln verwendet werden (Wiesen- und Kleeheu, Stroh von Halmfrüchten, Runkelrüben oder Kartoffeln bis zu 30 kg, Trockenschnitzel, Ölkuchen bester Sorte, Gersten-, Roggen-, Haferschrot usw.); es wird eine Führung von Fütterungstafeln, Tierverzeichnissen usf. verlangt; die Milch muß nach dem Melken in einem besonderen Raum filtriert und darauf sofort auf dem Wirtschaftshof mittels Kühlers auf 4° C herunter gekühlt werden; die Versendung darf nur in luftdicht schließenden Flaschen oder, wo das auf dem Wirtschaftshof nicht möglich ist, in plombierten Kannen erfolgen; der Melkvorgang wird auf peinliche Sauberkeit hin überwacht (Melkkleidung!); die mit dem Melken beschäftigten Personen und alle diejenigen, die mit der Kindermilchverarbeitung etwas zu tun haben, müssen frei sein von ansteckenden Krankheiten und müssen sich einer fortlaufenden ärztlichen Kontrolle unterziehen. Die Kindermilch soll auf Schmutzgehalt, Keimgehalt, Leukocytenzahl, Reduktionszeit und Gärung in Stichproben untersucht werden. Außerdem soll die Bestimmung des Katalasegehaltes, die Peroxydasereaktion zum Nachweis stattgehabter Hocherhitzung, die Keimzählung nach dem Plattenverfahren und gegebenenfalls der Tierversuch zum Tuberkulosenachweis herangezogen werden.

Eine einwandfreie „Kindermilch" soll bei der Schmutzgehaltsbestimmung Bewertung 1—2! haben, ihr Keimgehalt im Ausstrich soll gering sein (+—++), ihre Leukocytenzahl soll nicht nennenswert erhöht sein (+, +—++), die Reduktionszeit soll mehr als 5 Stunden betragen, in der Gärprobe soll keine oder nur geringe Gasbildung auftreten. Der Säuregrad der Kindermilch darf nicht über 7,5 nach Soxhlet-Henkel betragen[1].

Eine solche hochwertige Kindermilch kann unbedenklich auch roh, z. B. als appetitanregende Nahrung während des ganzen Kindesalters verfüttert werden. In Notzeiten ist das natürlich nicht der Fall und es muß vor Verfütterung ungekochter Milch gewarnt werden. Im allgemeinen wird man mit einer weniger hochwertigen frischen Kuhvollmilch ebensogut auskommen, die natürlich den Vorteil größerer Billigkeit hat. Der für amtlich kontrollierte Vollmich und Vorzugsmilch in Flaschen zu zahlende Mehrpreis wird allerdings durch die Güte der fertigen Milchnahrung und die Seltenheit ihrer Verderbnis wieder vollauf ausgeglichen. Eine Säuglingsmilchküche wird immer bestrebt sein müssen, die schnell angelieferte Vorzugsmilch von einem ihr bekannten Tierbestand in vom Produzenten plombierten Kannen zu beziehen, für die sie bei Abnahme einer größeren Menge nur einen verhältnismäßig niedrigen Gestehungspreis zahlen muß.

Die Vollmilch soll eine reinweiße Farbe haben, soll angenehm riechen und soll süßlich schmecken. Auf den Fingernagel getropft, soll die Milch nicht auseinanderlaufen, sie soll nicht bläulich schillern, und der in Wasser gebrachte Milchtropfen soll untersinken. Das spezifische Gewicht beträgt bei 15° C 1028—1034, der Gefrierpunkt liegt bei — 0,5° C; der Säuregrad beträgt ungefähr 7, der Brennwert ist mit 650 Kalorien pro Liter anzunehmen.

Die chemische Zusammensetzung der Vollmilch, die natürlich schwankt je nach der Lactationszeit, der Fütterung und der Tierrasse, ist im Durchschnitt die folgende:

Kuhmilch:	Frauenmilch:
Wasser 87,60 %	Wasser 88,10 %
Milchfett 3,40 %	Milchfett 3,10 %
Kasein 3,15 %	Kasein 0,50 %
Albumin und Globulin 0,35 %	Albumin und Globulin 1,80 %
Milchzucker 4,60 %	Milchzucker 6,24 %
Zitronensäure 0,14 %	Zitronensäure 0,05 %
N-haltige extraktive Stoffe 0,01 %	N-haltige extraktive Stoffe 0,01 %
Salz 0,75 %	Salz 0,20 %

Ziegenmilch:

Wasser 87 %	Milchzucker 4,4 %
Milchfett 3,9 %	N-haltige extraktive Stoffe 0,01 %
Kasein 3,8 %	Salz 0,85 %
Albumin und Globulin 1,2 %	

[1] Aus den Bestimmungen der Kieler amtlichen Überwachungsstelle.

Die Ziegenmilch wird im Haushalte immer noch verwendet. Der Tatsache wegen, daß Ziegen praktisch so gut wie gar nicht an Tuberkulose erkranken, wird ihre Verwendung sogar vielfach empfohlen. Wenn eine Verwendung von Ziegenmilch im größeren Ausmaße schon für Anstalten nicht in Betracht kommt, so bestehen auch gegen die Fütterung von unverdünnter Ziegenmilch in der Familie gewisse Bedenken. Ernährung mit nur wenig oder gar nicht verdünnter Ziegenmilch führt nämlich bei den Säuglingen vielfach zu schwerer Anämie, der sog. Ziegenmilchanämie. Vermutlich handelt es sich dabei nicht, wie früher vielfach angenommen wurde, um ein besonderes Gift, etwa ein Futtergift, das in die Milch übergeht, als vielmehr um einen Vitaminmangel. Es sollten deshalb Säuglinge nie mit Ziegenmilch allein, sondern stets zusammen mit Extraktstoffen der Mehle (u. U. Hefeextrakten) und mit Beikost (Gemüse) ernährt werden.

Das Milchfett, das in Form von Fettkügelchen in der Milchflüssigkeit emulgiert ist, ist gekennzeichnet durch seinen hohen Gehalt an flüchtigen Fettsäuren.

Das Kasein ist in der Milch, an Kalk gebunden, in aufgequollenem Zustande enthalten. Nach seiner Entfernung findet man als gelöste Eiweißkörper das Globulin und das Albumin. Der Milchzucker, der im Gegensatz zu Rohrzucker reduzierende Eigenschaften besitzt, ist ein rechtsdrehender Zucker, der, besonders schwer resorbierbar, die Dickdarmgärung begünstigt. Die Kuhmilch unterscheidet sich chemisch noch besonders von der Frauenmilch durch ihren regelmäßig viel höheren Gehalt an Zitronensäure und namentlich an Salzen. Außer den angeführten Bestandteilen enthält die Kuhmilch noch eine große Reihe von Fermenten, die in zwei Hauptgruppen eingeteilt werden können: die proteolytischen und kohlehydratspaltenden Hydrolasen (Proteasen, Peptidasen, Amidasen, Zooamylasen) — fettspaltende Fermente (Lipasen) fehlen in der Kuhmilch im Gegensatze zur Frauenmilch — und die Desmolasen, zu denen die oxydierenden und reduzierenden Fermente (Oxyreduktasen, Peroxydasen, Reduktasen) zu rechnen sind.

Bei den in der Säuglingsküche vorzunehmenden Untersuchungen der Milch kann es sich nur darum handeln, festzustellen, ob die gelieferte Milch stark verschmutzt ist, ob sie frisch ist, ob sie innerhalb der normalen Grenzen vollwertig ist und ob sie nicht verfälscht ist. Alle feineren Untersuchungen auf Gehalt an den verschiedenen Bestandteilen, auf Keimgehalt, auf Zusatz von Konservierungsmitteln usf. müssen einem Milchforschungsinstitut oder den Nahrungsmittelprüfungsämtern vorbehalten bleiben.

Der Verschmutzungsgrad wird nach der Wattefiltermethode nach Gerber ermittelt. 1 l Vollmilch wird durch einen Filter von bekannter Größe und Dicke durchlaufen gelassen und der Verschmutzungsgrad nach den beigegebenen Schmutzproben mit Zahlen bezeichnet.

Zur Beurteilung der Frische der angelieferten Milch ist die Prüfung der Säuerung der Milch wichtig.

Sie wird geprüft:

1. durch den Geschmack;

2. grob durch die Reaktion mit Lackmuspapier und Phenolphthalein. Die Reaktion der Frischmilch ist eine amphotere, gegen Phenolphthalein eine schwachsaure;

3. durch die Kochprobe. Frischmilch und ältere Milch zusammengeschüttet ergibt beim Kochen Gerinnung bei etwa 10 Säuregraden;

4. durch die Alkoholprobe. Gerinnung eines Gemisches von gleichen Teilen Milch und 68proz. Alkohol zeigt an, daß die Milch nicht mehr ganz einwandfrei ist und jedenfalls mehr als 8 Grade besitzt;

5. durch die quantitative Austitrierung nach Soxhlet-Henkel. Sie wird folgendermaßen durchgeführt:

Zu 100 ccm Milch gibt man 4 ccm einer 2proz. alkoholischen Phenolphthaleinlösung und titriert so lange mit ¼ Normalnatronlauge, bis eine starke Rosafärbung bleibt. Die verbrauchte Natronlauge in Kubikzentimeter gibt den Säuregrad der Milch an.

Einwandfreie Frischmilch hat zwischen 6—8 Säuregrade. Altmelkende Kühe haben im allgemeinen nur 6 Säuregrade, neumelkende 8, höchstens 9 Säuregrade. Säuregrade unter 5 deuten auf Euterentzündung; Säuregrade über 8 deuten auf beginnende Zersetzung der Milch.

Von größter Wichtigkeit für die Vollwertigkeit einer Milch (zugleich der Leistungen des Milchviehes) ist die Bestimmung des Fettgehaltes.

Es kommen dafür drei Methoden in Frage:

1. die gewichtsanalytische Methode nach Gottlieb und Roese,

2. die Schnellmethode nach Gerber,
3. die Methode nach Schmid-Bondzynski.

Zur raschen Durchführung in der Milchküche einer Anstalt genügt die Gerbersche Methode mit dem Acidbutyrometer.

Wesen der Methode: Das Kasein der Milch wird durch Zusatz von Säure gelöst, das Fett durch Zentrifugieren ausgeschieden und seine Menge in graduierten Röhrchen abgelesen.

In das Butyrometer — eine Glasröhre mit Teilung und erweitertem Schüttelraum — werden 4 ccm „Neusal" (eine Mischung von Schwefelsäure und Amylalkohol nach patentiertem Verfahren) und 9,7 ccm Milch eingefüllt. Zum Abmessen sind die dem Originalapparat beigegebenen graduierten Pipetten zu benützen. Das Gefäß wird mit Gummistopfen verschlossen, gut geschüttelt und in Wasser von 60° etwa 10 Minuten eingestellt. Danach wird etwa dreimal in der Spezialzentrifuge zentrifugiert. Dabei scheidet sich das Fett im graduierten Teil klar ab und kann, auf die vorgeschriebene Temperatur von 42° C gebracht, in Grammprozenten pro 100 ccm Milch genau abgelesen werden.

Die Fettbestimmung soll bei der Frauenmilch und der entfetteten Kuhmilch von Zeit zu Zeit in der Milchküche durchgeführt werden. Die Ergebnisse werden in ein Milchprobenbuch fortlaufend aufgezeichnet. Der Fettgehalt auch einer guten Kuhmilch unterliegt erheblichen Schwankungen und beträgt zwischen 2,5 % und 4,5 %, also im Durchschnitt etwa 3,2—3,4 %. Der Fettgehalt der Frauenmilch wird im Durchschnitt mit 4 %, ja sogar darüber, angegeben. Er ist gering bei der Anfangsmilch und steigt mit zunehmender Entleerung der Brust annähernd gleichmäßig an, so daß gegenüber einem Anfangsgehalt von 1—2 % die zuletzt entleerte Portion 10 und mehr Prozent Fett enthalten kann.

Zur Prüfung des Fettgehalts von Dauermilcherzeugnissen, wie Trockenmilch und Kondensmilch eignet sich am besten die Methode nach Schmid-Bondzynski.

5 g Kondens- bzw. 1 g Trockenmilch werden in einem Erlenmeyerkolben mit 10 ccm Salzsäure (spez. Gew. 1,124—1,126) und einigen Bimssteinen versetzt und bis zum Verschwinden des Schäumens über freier Flamme erhitzt. Die Flüssigkeit wird dann auf dem Asbestdrahtnetz soweit eingedampft, daß sie nach Überspülen in einem Farnsteiner-Rohr die untere Volumeneinteilung nicht erreicht. Unter Nachspülen des Erlenmeyerkolbens füllt

man nacheinander 10 ccm Alkohol, 25 ccm Äther und 25 ccm Petroläther ein und mischt jedesmal gründlich durch. Nach etwa 5 Stunden Stehen wird ein aliquoter Teil in einen gewogenen Kolben pipettiert und verdampft. Die Trocknung bei 105 Grad C ist bis zur Gewichtskonstanz fortzusetzen.

Bei der Fettbestimmung nach Gottlieb-Roese wird statt der Salzsäure Ammoniak (spez. Gew. 0,96) zur Eiweißzersetzung angewandt. Auch kann man statt der Farnsteiner-Röhre Eichloff-Grimmer-Kölbchen benutzen.

Zum Entfetten der Milchen wird in der Säuglingsmilchküche am besten eine Handmilchzentrifuge (Modell Alfa-Laval Separator G. m. b. H., Berlin) gebraucht. Mit ihr gelingt es, eine Entfettung der Kuhmilch bis auf 0,01 % Fett durchzuführen. Die Entfettung der Frauenmilch erfolgt am besten in einer schnellaufenden elektrischen Zentrifuge.

Zum Nachweis, daß die gelieferte Milch zuvor erhitzt worden ist, wendet man eine der Reduktionsproben an. In der Rohmilch finden sich reduzierende Fermente, die durch Erhitzen zerstört werden. Eine einfache Probe ist die mit Methylenblau. Die Milch wird mit ein paar Tropfen Methylenblau versetzt, die rohe Milch entfärbt sich wieder nach kurzer Zeit, während die gekochte blau bleibt. Von besonderem Wert für die Milchküche ist der Nachweis von Milchfälschungen. Gewöhnlich handelt es sich darum, daß die Milch durch Entrahmen und Zuschütten von Wasser oder von Magermilch entwertet wurde. Ist die Milch gewässert worden, so ist der Wert der Trockensubstanz, fettfreie Trockensubstanz, Fettgehalt und spezifisches Gewicht kleiner als in der Norm. Bei entrahmter Milch wird das spezifische Gewicht größer, der Fettgehalt und die Trockensubstanz werden geringer; dasselbe findet man bei Zusatz von Magermilch. Wurde bei der Fälschung sowohl entrahmt als auch Wasser zugesetzt, dann kann das spezifische Gewicht innerhalb normaler Grenzen liegen, der Fettgehalt ist aber naturgemäß stark herabgesetzt und ebenso der Gehalt an Trockensubstanz und an fettfreier Trockensubstanz. Die Frauenmilch wird in Anstalten häufig von den Ammen, die nicht mehr genügend Milch produzieren, gewässert oder mit Kuhmilch, eventuell Magermilch, verlängert. Der grobe Betrug, daß nämlich an Stelle von Frauenmilch Kuhmilch abgegeben wird, kann schon durch Aussehen und Geschmack der Milch von

Erfahrenen leicht aufgedeckt werden. Man kann hierzu auch die von Moro angegebene Probe mit Neutralrot zu Hilfe nehmen. Bei Zusatz von einigen Tropfen sehr dünner, wäßriger Neutralrotlösung wird infolge des verschiedenen Fettsäuregehaltes die Frauenmilch gelblich, die Kuhmilch rötlich gefärbt.

Diese Moro'sche Probe ergibt aber nur einen groben Anhaltspunkt und hat keinen gerichtsnotorischen Wert. Zuverlässiger ist die Methode zum Nachweis einer Verfälschung von Frauenmilch von Hugo Meyer, die auf der verschiedenen Ausflockbarkeit der Milchen beruht. Die Zone, innerhalb der Kuhmilch und Ziegenmilch ausflockt, ist sehr viel breiter als bei Frauenmilch, außerdem erfolgt Ausflockung der Tiermilch schon von niedrigerer Temperatur an. Da schon geringe Zusätze von Kuhmilch oder Wasser ausreichen, um die Flockungszone der Frauenmilch zu verbreitern, ist die Methode geeignet, auch feinere Frauenmilchverfälschungen nachzuweisen. Praktische Ausführung der Methode siehe Arch. Kinderheilk. **75,** 211—225 (1925).

Am besten eignet sich die leicht auszuführende Lactotest-Methode nach Koschucharoff.

Der Lactotest beruht darauf, daß die zu untersuchende Milch mit Serum von Kaninchen zusammengebracht wird, die mit Kuhmilch vorbehandelt sind. 5 ccm Milch entfetten durch Zentrifugieren. Von der fettfreien Flüssigkeit 1 Tropfen auf dem Objektträger mit der vierfachen Menge Kuhlactotest mittels Glasstab verrühren. Unter vorsichtigem Schwenken tritt bereits nach ungefähr einer halben Minute in Fällen von Kuhmilchzusatz die positive Reaktion ein. Die anfänglich trübe Flüssigkeit hellt sich auf und vorwiegend in den Randpartien wird die Gerinnung deutlich. Bei reiner Frauenmilch bleibt der Tropfen gleichmäßig trübe, meist im Zentrum eine weißliche Wolke zeigend.

Im Haushalt wird die für den Säugling bestimmte Milch am zweckmäßigsten sofort nach der Anlieferung für die nächsten 24 Stunden zurechtgemacht und einmal abgekocht. Das Kochen soll in einem reinen, nur zu diesem Zweck bestimmten (irdenen) Gefäß erfolgen. Die Milch soll möglichst, mit der Uhr kontrolliert, nur 3—4 Minuten gekocht werden. Hierauf wird sie in einen irdenen Topf umgegossen, der in einem Gefäß mit Wasser — zur warmen Jahreszeit laufendem Wasser — steht und nach erfolgter Abkühlung zugedeckt wird. Von zweifellosem Nutzen erweist sich ein lebhaftes Schlagen der Milch mit dem Schaumbesen während des Abkochens.

Im Anstaltsbetrieb ist man heute mehr und mehr dazu übergegangen, nicht mehr die fertigen Mischungen im Sterilisator zu behandeln, sondern die Milch in eigenen großen Milchkochern ebenfalls 3—4 Minuten abzukochen und sofort auf 4—5° C im selben Gefäß zu kühlen. Die Milchmischungen werden dann in die sterilisierten Flaschen eingefüllt. Wir verwenden in Kiel den von Erich Müller angegebenen Milchsterilisator mit elektrischer Beheizung.

Steht in einem kleineren Betriebe ein Flaschensterilisator nicht zur Verfügung, so haben sich, wenn nur eine sorgfältige Reinigung der Fläschchen gewährleistet ist, aus der Art der Handhabung einer einwandfreien Hausstandsküche keine Nachteile ergeben. Jedenfalls ist in einem solchen kleinen Betriebe immer noch die Anschaffung eines genügend großen Eisschrankes oder einer Kühleinrichtung mit laufendem Wasser wichtiger als die eines teuren Dampfsterilisators.

Als Milchkonserven sind bei uns in Deutschland zweierlei Arten im Handel:

1. Die kondensierten Milchen und
2. die Trockenmilchen.

Unter kondensierter Milch versteht man eine Milchzuckerkonserve. Sie enthält etwa 40—43 % Zucker und kann nur in hoher Verdünnung zur Säuglingsnahrung verwandt werden Sie eignet sich besonders zum Aufzug von Neugeborenen. Frühgeburten soll diese Milch aber verhältnismäßig nur kurze Zeit gereicht werden, da bei ihrer Herstellung der Vitamingehalt vernichtet wird.

Die größte Bedeutung für die Säuglingsernährung hat die Trockenmilch erreicht. Es handelt sich hier um eine Vollmilch, der 50—55 % ihres Wassergehaltes entzogen ist. Bei ihrer Herstellung wird die Frischmilch vorsichtig erhitzt bis etwa 54 Grad C. Sie wird dann unter 2—3 Atmosphären Druck durch feine Düsen gepreßt. Bei diesem Vorgang werden die Fettkügelchen der Milch zerstört. Das zeigt sich daran, daß aus ihr eine Sahnegewinnung nicht mehr möglich ist. Für den Säugling stellt das einen Vorteil dar, weil sich das Tiermilchfett als leichter verdaulich erweist und die Milch dann homogenisiert und sterilisiert ist. Sie ist praktisch keimfrei und zeigt im allgemeinen eine feinere Gerinnung als die Frischmilch. Der Vorteil dieser Trockenmilch liegt auf der Hand. Die Mutter ist jederzeit in der Lage, unter Zufügen von abgekochtem Wasser eine einwandfreie Milch für die Säuglingsernährung herzustellen. Selbstverständlich kann diese Milch auch gesäuert werden, oder mit Zusätzen wie die Frischmilch versetzt werden. Unter Umständen kann sie sogar durch U.V.-Bestrahlung antirachitisch wirksam gemacht werden.

Als modernstes Verfahren gilt bei der Herstellung von Pulvermilchen der Säuglingsernährung das Krause-Verfahren. Hier wird Frischmilch oder auch pasteurisierte Milch in eine heiße Kammer (82—85 Grad C) gestellt. Dabei verliert die Milch ihren Wassergehalt und fällt als Pulver zu Boden. Nicht alle Pulvermilchen sind gleichwertig, sie sind auch nicht alle steril, wohl aber frei von pathogenen Keimen. Die Verwendung von Pulvermilchen in der Säuglingsernährung stellt zweifellos einen Fortschritt dar. Viele Säuglinge, die die gewöhnlichen Säuglingsnahrungen nur schlecht vertragen, gedeihen vorzüglich mit Pulvermilch-Präparaten. Bei diesen Kindern zeigt sich einwandfrei, daß die Trockenmilch an die Verdauungsleistung geringere Anforderungen stellt, als die Frischmilch. Selbstverständlich muß bei Pulvermilchernährung, wenn das nicht schon von der Herstellerfirma aus geschieht, C-Vitamin zugesetzt verden, bzw. muß das Kind Obst- und Gemüsepreßsaft zugefügt bekommen. Die Trockenmilchpulver haben sich bei uns namentlich in Kriegszeiten für die Säuglingsernährung sehr gut eingeführt, und es ist nicht zu bezweifeln, daß der Umgang mit ihnen einfacher und sauberer ist als mit Frischmilch. Empfehlenswert ist die Verabreichung von „Büchsenmilch" in Form von Trockenmilchpulver während längerer Reisen, um den ständigen Milchwechsel zu vermeiden und andererseits, um nicht Gefahr zu laufen, eine minderwertige Milch zu füttern.

Wenn eine fachärztliche Überwachung der Ernährung und des Gedeihens beim Säugling gewährleistet ist, die dafür sorgt, daß ausreichende Zusatznahrung angeboten wird, ist gegen den Aufzug auch des gesunden Säuglings mit Trockenmilchpulver nichts einzuwenden. Allerdings wird man da, wo einwandfreie Frischmilch zur Verfügung steht, die Frischmilch auch heute noch der konservierten Milch vorziehen.

Als in Deutschland bewährte Trockenmilchpulver nenne ich die

Edelweiß-Milch (Edelweißmilchwerke, G. m. b. H., Kempten im Allgäu). Aus Vollmilch nach dem Krause-Zerstäubungsverfahren hergestelltes Trockenmilchpulver.

Herstellung: Um 100 g fertige Trockenmilch herzustellen, werden 100 ccm abgekochtes Wasser und 12,5 g Pulver verrührt. (Das jeder Dose beiliegende Maßgefäß enthält 5 g Pulver.)

Zusammensetzung: Eiweiß 26,37 %, Fett 28,39 %, Milchzucker 38,18 %, Gesamtsalze 5,88 %, Trockenmasse 98,56 %, Wasser 1,44 %. (Nach einer Analyse der Kieler Universitäts-Kinderklinik.)

Nest-Vollmilch in Pulverform, (Nestle, Deutsche A.G. für Nestle-Erzeugnisse, Lindau/Bodensee. Fabriken: Hegge im bayr. Allgäu, Kappeln/Schlei/Schleswig-Holstein).

Herstellung: Zur Zubereitung von 1 Liter trinkfertiger Vollmilch werden 130 g Pulver in 900 g abgekochtem Wasser aufgelöst.

Kondensmilch: Nestles kondensierte Milch, Marke „Milchmädchen". (Berlin-Tempelhof, Teilestr. 16.) Eine gezuckerte, kondensierte Vollmilch.

Herstellung: 100 g des Präparates werden mit 450 g abgekochtem Wasser vermischt.

Zusammensetzung: der trinkfertigen Nahrung nach Angabe der Hersteller: Eiweiß: 1,5 %, Fett 1,6 %, Laktose: 2,1 %, Saccharose: 7,6 %.

Sprühmagermilchpulver wird von den größeren Milchwerken heute laufend hergestellt und kann mit behördlicher Genehmigung an Säuglingsmilchküchen, Kinderkliniken und Großküchen geliefert werden.

II. Die Verdünnungsflüssigkeiten.

Als Verdünnungsflüssigkeiten kommen in Betracht:

a) Zuckerlösungen und mit Süßstoff gesüßter Tee,
b) Schleime,
c) Mehlabkochungen,
d) Vollkornschrotabkochungen,
e) Buttermehleinbrennen.

a) Zuckerlösungen und mit Süßstoff gesüßter Tee.

Während im Haushalte der Zucker abgewogen oder etwa im Maßschiffchen oder Teelöffel abgemessen am zweckmäßigsten kurz vor Anwärmen der einzelnen Trinkportion — da diese sich ohne Zucker namentlich in der warmen Jahreszeit besser hält — zugesetzt wird, empfiehlt es sich, im Großbetrieb einer Anstalt fertige Zuckerlösungen zu verwenden.

Es werden vor allem dreierlei Zuckerlösungen fortlaufend gebraucht:

1. Rohrzuckerlösung, 2. Nährzuckerlösung: 1 Pfund Rübenzucker (bzw. Nährzucker) wird in 1000 ccm Wasser aufgelöst; einmal aufkochen lassen; durchseihen und mit einer mit eingeschliffenem Glasstopfen versehenen Glasflasche aufbewahren.

3. Gemischte Rohr- und Malzzuckerlösung: 400 g Rübenzucker und 100 g Malzzucker in 1000 ccm Wasser auflösen; dann auffüllen auf 1 l wie bei anderen Zuckerlösungen.

Die Lösungen sind also alle 50 %. Da die Verordnung in Prozent Zucker, nicht in Kubikzentimeter Zuckerlösung erfolgt, so ist die verordnete Prozentzahl naturgemäß in praxi zu verdoppeln. Es erfordert also eine Mischung, die mit 10 % Zucker verordnet wurde, den Zusatz von 20 % unserer Zuckerlösung. Der Vorteil der Verwendung dieser Zuckerlösungen liegt in der Möglichkeit, mit dem Meßzylinder (Glasmensur) in wenigen Sekunden jeden verordneten, von Flasche zu Flasche eventuell verschiedenen Zuckerzusatz ganz genau machen zu können; ein Nachteil ist die Flüssigkeitsvermehrung der Nahrung, die aber im allgemeinen bei den üblichen Zuckerzusätzen keine Rolle spielt.

Die verschiedenen, in der Säuglingsmilchküche gebrauchten Zucker sind folgende:

Koch- (Rüben-) Zucker: Billig, süßt stark, fördert den Ansatz gut, begünstigt die Darmgärung auch schon im Magen und Dünndarm. Zu je 1 l der üblichen Milchmischungen werden in der Regel 80—120 ccm 50proz. Zuckerlösung (4—6 % Zucker) zugesetzt.

Milchzucker: Neuerdings gewinnt der Milchzucker wieder mehr Bedeutung, da ihm eine Förderung der Bifidusflora im Darm zugesprochen wird.

Der Milchzucker wird in Substanz abgewogen und zweckmäßig erst beim Anwärmen der Mischung auf Trinkwärme beigefügt.

Vorteile des Milchzuckers: Schwere Resorbierbarkeit, daher erst Vergärung im Dickdarm, wie sie den physiologischen Verhältnissen beim jungen Säugling entspricht. Nachteile: Süßt nur schwach, ruft bei Kindern mit zur Säuerung neigenden Stühlen nicht selten dyspeptische Störungen hervor. Viel teurer als Kochzucker, da er nur durch Eindampfen geklärter Kuhmilchmolke gewonnen werden kann. Eine auf dieser Grundlage konstruierte Nahrung stellt die Bessausche Bifidusnahrung dar. Ob die Anwendung von reiner Beta-Laktose gegenüber dem gewöhnlichen Milchzucker aus einem Gemisch von Alpha- und Beta-Laktose Vorteile bietet, wie Malyoth annimmt, ist noch umstritten. Wir selbst konnten uns davon nicht überzeugen. Praktische Anwendung an meiner Klinik hat eine ebenfalls mit Milchzucker hergestellte Nahrung, die Milchzuckernährmittelnahrung von Ernst Müller gefunden. Siehe Seite 51—52.

Ein brauchbarer Milchzucker von gleichmäßiger Wirkung wird von den Edelweiß-Milchwerken, Kempten im Allgäu, in den Handel gebracht.

Nährzucker: Unter Nährzucker verstehen wir Dextrin-Maltose-Gemische, denen gemeinsam eine mehr oder weniger intensive gärungshemmende Wirkung zukommt. Es folgt eine Aufstellung der heute gebräuchlichsten Nährzuckerpräparate:

1. Soxhlets Nährzucker (Nährmittelfabrik, München, G. m. b. H., Berlin-Charlottenburg), bestehend aus 41 % Dextrin, 52 % Maltose, außerdem 2 % Kochsalz. Schmeckt wenig süß, fördert den Ansatz gut, wirkt gärungswidrig, stopft leicht.

2. Nährzucker „M. Töpfer" (Töpfers Trockenmilchwerke, G. m. b. H., Böhlen b. Leipzig): Dieses Präparat ist ein Produkt der enzymatischen Einwirkung von Malzdiastase auf Stärke. Enthält etwa 43 % Dextrin und 50 % Maltose bei 1,5 % Kochsalz. In der Wirkung keinerlei Unterschied gegenüber Soxhlets Nährzucker.

3. Löflunds Nährzucker (Nährmaltose): 60 % Dextrin und 40 % Maltose. Sehr geringe Süßkraft. Wirkt leicht stopfend.

4. Hälsana: (Deutsche Stärke. Eingetragene Wirtschaftsgenossenschaft m. b. H., Berlin SW 11, Dessauerstraße 2).

Enthält neben Traubenzucker noch Polysaccharide, Maltose und

Amylosen. Infolge des geringen süßen Geschmackes kann man Hälsana in hoher Konzentration verabreichen.

Zusammensetzung nach Angabe der Hersteller: Traubenzucker: 18 %, Maltose: 32 %, Amylosen: 50 %, Na Cl 0,20—0,25 %.

5. Kinderzucker (nach Stoeltzner) (Töpfers Trockenmilchwerke, G. m. b. H., Böhlen b. Leipzig). Zusammensetzung: Vorwiegend Mono- und Disaccharide, daneben kleinere Mengen von Maltodextrinen und 1,5 % Kochsalz. Geschmack etwas süßer als Nährzucker, weniger empfindlich gegen Feuchtigkeit. In der Wirkung den bisher genannten Nährzuckerarten unterlegen. Anwendung am besten unter Zusatz von kleinen Mengen Mehls.

6. Alete-Nährzucker nach Dr. Malyoth (Alete, Pharmazeutische Produkte G. m. b. H., München): Dextrin-Maltose-Gemisch, soll, da es durch tierische Fermente aufgespalten ist, als sog. „körpernaher" Zucker leichter resorbierbar sein.

7. Dextropur (Deutsche Maizena G. m. b. H., Hamburg) stellt einen gegenüber früher außerordentlich verbilligten und gereinigten Traubenzucker dar (99,5 % Dextrose). Seine Reinheit entspricht den Anforderungen des Deutschen Arzneibuches. Wegen seiner geringen Süßkraft ist es möglich, ohne Widerwillen zu erregen, große Mengen Kohlehydrate den Kindern beizubringen. Der übliche Gehalt der Zuckerzufuhr beträgt 5—10 % der Gesamtnahrung. Wegen der schnellen Resorbierbarkeit ist die Neigung zu Gärung außerordentlich gering.

8. „Deback-Weizensüß (Deback Quaschning & Co., Hamburg 26, Wendenstraße 155/167). Ein Kindernährmittel mit hohem Anteil an Maltose und Dextrinen. Enthält etwa 29 % Maltose, 30,9 % Dextrin, 1,6 % Gluckose. Auf 100 g Weizensüß 61,5 % Nährzucker.

Malzzucker (Malzextrakt): Im Gegensatz zum Nährzucker bewirkt der Malzzucker ohne Dextrinbeimengungen eine Förderung der Gärungsvorgänge im Darme. Je nach ihrem Gehalt an Dextrin wirken also die nun anzuführenden Präparate mehr oder weniger abführend.

1. Soxhlets verbesserte Liebigsuppe (Nährmittelfabrik München, G. m. b. H., Berlin-Charlottenburg): 22 % Dextrin und 60 % Maltose. Wirkt leicht abführend.

2. Malzextrakt: Dextrin 14,5 %, Maltose 57 %, Stickstoff

5,5 %, Asche 3,5 %, etwa 20 % Wasser. Kommt als Sirup oder in Pulverform in den Handel.

3. Löflunds Malzsuppenextrakt (nach A. Keller): Dient zur Herstellung von Malzsuppe. Enthält etwa 12 % Dextrin, 57 % Maltose. Außerdem 11 % Kaliumcarbonatlösung. Wirkt abführend. (Herstellende Firma Ed. Löflund & Co., G. m. b. H., Grunbach-Stuttgart.)

4. Säuglings-Malz (nach E. Rominger) (Trockenmilchwerke Kempten i. Allgäu und Böhlen bei Leipzig). Dient zur Herstellung einer Milchsäure-Malznahrung aus Frischmilch für Säuglinge. Siehe Seite 45.

5. Maltyl (Gehe & Co., Dresden): Kristallinisches Trockenmalzpräparat von leicht abführender Wirkung.

Neben den Zuckerlösungen wird im Anstaltsbetrieb fortlaufend gebraucht:

Mit Süßstoff gesüßter Fencheltee. Herstellung: 15 g Fencheltee werden mit 1 l siedenden Wassers überbrüht, 5 Minuten ziehen lassen (nicht kochen!), dann abgießen. Erst nach der Abkühlung wird der Süßstoff, und zwar 3 der Süßstofftabletten oder 16 bis 20 Tropfen der Süßstofflösung pro Liter zugesetzt.

Der Süßstoff kann in folgenden Formen Anwendung finden:

a) Kristallsüßstoff, 75 %, Süßkraft 450mal so stark wie die von Rohrzucker.

b) Sukrinetten, 75 %, von gleicher Süßkraft. 1 Sukrinette entspricht 2 Stück Würfelzucker von je 5 g.

c) Süßstofftabletten, enthalten 20 % reines Saccharin, Süßkraft 110mal so stark wie Rohrzucker (1 Tablette entspricht 1½ Stück Würfelzucker).

d) Süßstofflösung: Man löst 5 g Kristallsüßstoff (Originalglas) in 100 g Wasser in einem Tropfglas, schüttelt häufig durch; vollkommene Lösung erfolgt erst nach 1—2 Tagen. Diese Lösung ist längere Zeit hindurch haltbar. 1 Tropfen derselben hat etwa die Süßkraft von 1 g Zucker.

b) Schleime.

Zur Herstellung von Schleimabkochungen verwendet man Haferflocken, Hafergrütze, Reiskörner und Graupen. Am besten vermischt man die Schleimabkochung, von der die ganze Tagesmenge im voraus fertiggestellt werden kann, erst kurz vor Fütterung der fertigen Mahlzeit mit der entsprechenden Milchmenge und setzt die auf das gesamte Volumen berechnete Menge von Zuckerlösung zu.

1. Dünner 3proz. Haferflockenschleim: Herstellung: 30 g Haferflocken (Rapidflocken, Quäker-Oats) werden mit 1 l kalten Wassers aufgesetzt und vom Kochen ab ½—1 Stunde lang kochen gelassen; durch ein Haarsieb leicht (!) durchpassieren; das abgedampfte Wasser wird durch abgekochtes Wasser ergänzt.

2. Dicker Hafergrützschleim (für ältere Kinder): Herstellung: 30 g Hafergrütze (entschälter Hafer, der maschinell in Bruchstücke zerteilt ist) werden in kaltem Wasser 12 Stunden eingeweicht; der Brei wird zum Kochen gebracht und 1—2 Stunden auf lindem Feuer kochen gelassen; unter leichtem Druck durch ein Haarsieb passieren; das eingekochte Wasser auf 1 l nachfüllen.

3. Dicker 8—10proz. Reisschleim: Herstellung: Entweder ebenfalls aus Reismehl in doppelter Menge, oder in folgender Weise: 80—100 g Reis werden gewaschen und 12 Stunden gut mit Wasser bedeckt eingeweicht, dann auf 1 l mit heißem Wasser aufgefüllt und langsam weichgekocht. Je nach Qualität der verwendeten Reissorte dauert das Verkochen 2—3 Stunden. Je stärker die Körner verkocht werden, desto mehr gehen beim Durchpassieren die gesamten Körner durch; sorgfältiges dreimaliges Durchpassieren ohne starkes Rühren; auf 1 l mit abgekochtem Wasser nachfüllen. Der 10proz. Reisschleim erstarrt in der Kälte schon eben kleistrig, in den üblichen Milchverdünnungen I : I und II : I kann er aber als Flaschennahrung gereicht werden. Es werden namentlich dem unverdünnten, mit 3—5 % Nährzucker versetzten, süßstoffnachgesüßten 8—10proz. Reisschleim besondere antidyspeptische Wirkungen zugesprochen (Bessau). Der Bessausche 10proz. Reisschleim kommt auch als Trockenreisschleim in den Handel (Töpfers Trockenmilchwerke G. m. b. H., Böhlen b. Leipzig). Zu 1 l trinkfertigen Schleims nimmt man 100 Teile Reisschleimpulver und 900 Teile Wasser.

4. Dünner 3proz. Reisschleim: Herstellung: 45—50 g (3 Eßl.) Knorrs oder Hohenlohes Reismehl werden mit 1 Löffel Wasser etwa 20 Min. gekocht. Das verkochte Wasser muß dabei nachgefüllt werden.

Das Trockenreisschleimpulver wird in trockenem Zustand unter ständigem Rühren in das kochende Wasser geschüttet, in Flaschen gefüllt und evtl. noch einmal sterilisiert. Zusatz von Süßstoff in gelöstem Zustand.

5. Gerstenschleim: (Ernst Boscheinen, Nährmittelwerk Elmshorn, Mühlendamm 14). Kommt als Trockengerstenschleim in den Handel.

Herstellung: Auf 100 g abgekochtes Wasser 20 g Trockengerstenschleim.

6. Edelstärke Soldor der Nestle-Werke. Die Edelstärke Soldor wird als Ersatz für Reis- und Maismehl in 2prozentigem Zusatz, namentlich bei Säuremilchen verwendet. Soldor ist reine Stärke ohne jeden Zusatz. Kalorienwert 400 pro 100 g. Das Präparat ist sehr gut auch schon von jungen Säuglingen verträglich.

c) Mehlabkochungen.

Als Mehle kommen in Betracht das feine Auszugsweizenmehl (00), Hafermehl, Reismehl und Gerstenmehl. Im allgemeinen wirken Mehle stopfend, nur das Hafermehl zeigt bei manchen Kindern eine leicht abführende Wirkung. Beliebt, und für die Säuglingsernährung gut brauchbar, sind die Mehle der Firmen Knorr und Hohenlohe. Als besonders leicht verträglich wird das entölte Maismehl (Maizena, Mondamin) angesehen. In den künstlichen Nährmischungen hat sich der Zusatz von Mehl meist 3—5%ig zu dem üblichen 5%igen Zucker durchaus bewährt. Namentlich fördert ein etwas erhöhter Zucker und Mehlzusatz die Verträglichkeit von fettreicheren Mischungen. Am besten vertragen wird in diesen Fällen der Mehlzusatz in Form der genannten Buttermehleinbrennungen und Mehlschwitzen. Höherprozentige Mehlabkochungen als die genannten bieten keine Vorteile, sondern führen dazu, daß die Stühle kleisterig werden und gegebenenfalls auch noch unverdaute Mehlreste (Probe mit Lugol'scher Lösung!) enthalten.

Zur Bereitung von Mehlabkochungen als Verdünnungsflüssigkeit der Milchmischung haben sich schon seit Jahr und Tag die sog. „Kindermehle" eingeführt. Es handelt sich dabei um durch Vorbehandlung mit gespanntem Wasserdampf „aufgeschlossene", also im wesentlichen dextrinisierte Mehle, gegen die heute wohl an sich nichts einzuwenden ist, nachdem auch der Laie nicht mehr glaubt, daß sie einen „Ersatz der Muttermilch" darstellen. Eine andere Frage ist es allerdings, ob derartige aufgeschlossene Mehle notwendig sind. Bei guter Küchentechnik kommt man auch beim kranken Säugling mit feinem, nicht aufgeschlossenem Mehl aus. Uns erscheinen die Kindermehle nur da recht nützlich zu sein, wo neben feinster Qualität eine besondere Geschmacksrichtung beabsichtigt wird. Es ist kein Zweifel, daß durch den Wechsel der verschiedenen Kindermehle die Durchführung der Ernährung beim appetitlosen Säugling erleichtert wird.

Die meisten in Deutschland gebräuchlichen Kindermehle stellen zweifellos nahrungstechnisch einwandfreie Präparate dar, die aber in ihrer Zusammensetzung außerordentlich schwanken. Der Zusatz von Milch (Trockenmilch) erscheint überflüssig, und in vielen Fällen sogar unzweckmäßig, da damit die ganze künstliche Nahrung des Kindes zu unübersichtlich gemacht wird. Wir selbst lehnen für die Säuglingsernährung aus diesem Grunde milchhaltige Mehle völlig ab. Bei der Verwendung von Kindermehlen ist es also wichtig zu wissen, ob sie mit Milch versetzt sind oder nicht und namentlich wie hoch ihr Eiweiß- und ihr Salzgehalt ist. Es ist wenig bekannt, daß die Kindermehle einen verhältnismäßig hohen Eiweiß- und Salzgehalt aufweisen. Im allgemeinen ist mit einem Eiweißgehalt von 8—10 % (!), einem Salzgehalt von 2—4 % (!) zu rechnen!

Als einwandfreie, gute Kindermehle ohne Trockenmilchzusatz (allerdings meist mit kleinen Salzzusätzen) kommen in Frage:

1. Knorrs Hafermehl. (Knorr-AG., Nahrungsmittelfabrik, Heilbronn am Neckar): Zusammensetzung nach Angabe der Hersteller: Eiweiß: 15,3 %, Fett 6,2 %, Gesamtkohlehydrate: 67,1 %, lösliche Kohlehydrate: 6,1 %.

2. Kufekes Kindermehl. (Kufeke, Hamburg-Bergedorf 1): Milchfreies, zum Teil dextrinisiertes Mehl, ohne Zusatz von Eiweiß, Fett und Gemüse. Hergestellt aus deutschem Qualitätsweizen. Zusammensetzung: Eiweiß 13,1 %, Fett: 0,6 %, lösliche Kohlehydrate: 47,6 %, unlösliche Kohlehydrate: 20,1 %, Stärke und andere Kohlehydrate: 11,9 %.

3. Infantina — milchfrei. (Dr. Theinhardts Nährmittel-Gesellschaft KG., Stuttgart, Bad Cannstatt): Zusammensetzung nach Angabe der Hersteller: Eiweiß: 16,0%, Fett: 0,5 %, lösliche

Kohlehydrate: 54,0 %, unlösliche Kohlehydrate: 16,0 %, Mineralstoffe: 3,5 %.

4. Kindermehl „Kindergold". (Dr. Madaus & Co., Radebeul/Dresden): Enthält an besonderen Zusätzen eine geringe Menge des Knochenpräparates „Oespuolin" und zur Verbesserung des Vitamin-B_1-Gehaltes stabilisierte Weizenkeime. Zusammensetzung nach Angabe der Hersteller: Stickstoffsubstanz: 9,03 %, lösliche Kohlehydrate: 31,89 %.

5. Stempfles Kindermehl mit Malz und Kalk. (Kindernährmittelfabrik Oberstdorf im Allgäu): Zusammensetzung nach Angabe der Hersteller: Eiweiß: 8,9 %, Fett: 3,3 %, Gesamtkohlehydrate: 76,1 %, lösliche Kohlehydrate: 7,6 %, Saccharose: 23,4 %, Trockenmasse: 14,3 %, Wasser: 8,7 %, Extrakt 32,3 %, Asche: 3,0 %.

6. Hipps Kinderzwiebackmehl. (Hipp-Werke, Pfaffenhofen/Ilm): Ist ein milchfreies Spezialzwiebackmehl, kein gemahlener, gewöhnlicher Zwieback. Zusammensetzung nach Angabe des Herstellers: Eiweiß: 8,1 %, Fett: 0,9 %, lösliche Kohlehydrate: 31,7 %, Gesamtkohlehydrate: 89,0 %.

7. Opels Kalk-Kindermehl, Opels Kalk-Zwiebackmehl. (Zwiebackfabrik Leipzig 33, Hardenbergstraße 54.)

8. Pauly's Nährspeise. (Miluga-G. m. b. H., Friedrichsdorf/Taunus): Wird hergestellt aus dem vollen Korn des Hafers und des Weizens mit Keim und Randschichten, sowie einem Zusatz von Soja und anderen hochwertigen Rohstoffen. Zusammensetzung nach Angabe der Hersteller: Eiweiß: 9—10 %, Fett 4—5 %, Kohlehydrate: 73—75 %, Asche: 1,5—2 %, Rohhafer: ca. 1,0 %, Kochsalz: 0,16 %.

9. Sojamehl. (Henselwerke, Magstadt bei Stuttgart): Wie aus der Zusammensetzung des Mehles hervorgeht, handelt es sich um ein besonders eiweiß- und fettreiches Mehl mit Zusätzen. Zusammensetzung nach Angabe der Hersteller: Eiweiß: 25—40 %, Fett: 15—20 %, Kohlehydrate: 50 %.

10. Nordisches Blaupunkt. (Kinder-Nähr- und Kräftigungsmittel. Nordische Kakao- und Nährmittelfabrik Flensburg, Inhaber Oskar Ruschig, Flensburg). Ist ein brauchbares Nährmittel für das Kleinkind. Enthält für den Organismus notwendige Aufbaustoffe wie Eiweiß, Fett, K.H. und Lecithin. Angenehmer Ge-

schmack, großes Sättigungsvermögen. Billiger Preis. Reiche Abwechslung in der Zubereitung.

Herstellung der Mehlabkochung: 50 g Mehl werden kalt mit etwas Wasser glatt angerührt; der entstandene dünne Mehlbrei wird in ein knappes Liter siedenden Wassers gegeben, eine Prise Salz zugefügt (bei den Kindermehlen kein Salz!) und unter starkem Rühren 10—15 Minuten lang gekocht. Das abgedampfte Wasser wird durch abgekochtes Wasser ergänzt. Diese 5 % Mehlabkochung wird der Milch unter Zufügung der entsprechenden Menge Zucker (bzw. Zuckerlösung) beigegeben und damit, je nach Verordnung, eine I : I- oder II : I-Milchmischung hergestellt.

d) Vollkornschrotabkochungen.

Im Rahmen der Bestrebungen einer modernen Ernährung mit Vollkornprodukten hat man auch schon für den Säugling Weizenvollkornschrotabkochungen nach Steinmetz empfohlen. (W. Keller, Ki.-Pra. 15. Heft 5—6 1944.) Damit soll die umständliche Ernährung von jungen Säuglingen mit Schleimen, und von älteren mit Mehlabkochungen ein für allemal beseitigt werden, weil die Vollkornschrotabkochungen sowohl die Eigenschaften der Pflanzenschleime mit denen der Mehle vereinigt und sich als nahrhafte Verdünnungsflüssigkeit der Kuhmilch bewährt hat. Eine Vollkornschrotabkochung weist einen höheren Gehalt an hochwertigem Eiweiß, und namentlich einen höheren Gehalt an Vitamin B 1 auf, als die üblichen Schleim- und Mehlabkochungen.

Die folgende, von W. Keller veröffentlichte Tabelle macht diese Verhältnisse übersichtlich klar.

In Prozenten	Wasser	Asche	N-Substanzen	Fett	Stärke	Lösl. Kohlehydrate	Vitamin B_1 %
Weizen-Vollkornschrot	12.10	1.77	10.69	1.32	57.71	6.04	425
Trocken-Reisschleim	10.20	0.55	5,51	0.09	73.35	4.94	00
Mondamin	12.80	0.10	0.23	0.09	77.85	0.28	00

Die Stärke ist polarimetrisch bestimmt, ist also „reine" Stärke ohne Pentosane und Hemizellulosen.

Eigene praktische Erfahrungen mit der Vollkornernährung von Säuglingen fehlen mir, während ich sie beim Kleinkind und älteren Kind im Kleinkindes- und im Schulalter als günstig betrachten kann.

Es wird sich erst in der Zukunft zeigen, ob die Vollkornschrotabkochungen in der praktischen Säuglingsernährung soviel Anklang finden, daß sie die bisher üblichen Schleim- und Mehlabkochungen gänzlich verdrängen.

Vollkornschrotabkochungen für Säuglinge.

Das Ausgangsmaterial bildet Weizenvollkornschrot feiner Qualität, z. B. Steinmetz-Weizenvollkornschrot, das in 5prozentiger Abkochung 3 Minuten gekocht wird.

Das Steinmetz-Weizenvollkornschrot ist aus gewaschenem und naß enthülstem Getreide hergestellt.

Zusammensetzung nach Angabe der Hersteller: Eiweiß: 10,69 %, Fett: 1,32 %, Stärke: 57,71 %, lösliche Kohlehydrate: 6,14 %, Wasser: 12,10 %, Vitamin B 1: 425 %.

Empfohlen wird die Type 1700 des Steinmetz-Weizenvollkornschrotes. Ein vorheriges Einweichen dieses Schrotes ist nicht erforderlich.

Herstellung einer Vollkornschrotabkochung: 50 g Weizenvollkornschrot werden mit etwas Wasser kalt angerührt, der entstandene dünne Brei wird in knapp 1000 g kochendes Wasser gegeben; man läßt 3 Minuten kochen.

Grünpunkt-Kraftnahrung nur für Kleinkinder. (Nordische Kakao- und Nährmittelfabrik Flensburg. Inhaber: Oskar Ruschig, Flensburg): Ein aufgeschlossenes Weizenschrot, enthält Malzextrakt, Pflanzenlecithin, Calciumsalz und Kochsalz. Wird verwendet als Brei und Suppendickungsmittel. Herstellung eines Breies aus Vollmilch; auf 100 g Vollmilch 8 g Grünpunkt, 5 g Zucker.

e) Buttermehleinbrennen.

Es kommen zwei verschiedene Konzentrationen der von Czerny und Kleinschmidt angegebenen Buttermehlnahrung in Betracht. Bei der Originalbuttermehlnahrung kommen auf je 100 g Verdünnungsflüssigkeit 7 g Butter, 7 g Weizenmehl und 5 g Rohrzucker.

Bei der modifizierten Buttermehlnahrung (für Frühgeborene und für „darmempfindliche" Säuglinge) kommen auf je 100 g Verdünnungsflüssigkeit 5 g Butter, 5 g Weizenmehl und 4 g Rohrzucker.

Herstellung der Buttermehlnahrung in der ursprünglichen Konzentration:

Die abgewogene Buttermenge wird in einem Topf über gelindem Feuer unter ständigem Umrühren so lange erhitzt, bis sie schäumt und der Geruch nach niederen Fettsäuren verschwindet — etwa 3—4 Minuten. Dann fügt man die gleiche Menge feines Auszugsweizenmehl zu. Beides zusammen wird unter ständigem Umrühren so lange erhitzt, bis die Masse ein wenig dünnflüssig und bräunlich angeröstet ist. Die Einbrenne wird mit warmem, zuvor abgekochtem Wasser unter Zugabe von Rohrzucker von entsprechender Menge (siehe unten) abgelöscht. Diese Einbrenneverdünnungsflüssigkeit wird je nach Vorschrift im Verhältnis I : II oder I : I oder II : I mit abgekochter Milch versetzt.

Die vorkommenden Buttermehlnahrungsgemische, welche alle auf die Verdünnungsflüssigkeit (das Wasser) berechnet werden, sind folgende:

a) ⅓ Czerny VII: 7% Butter, 7% Mehl, 5% Zucker = auf 100 g Wasser, 7 g Butter, 7 g Mehl, 5 g Zucker + 200 g Milch.

b) ½ Czerny V: 5% Butter, 5% Mehl, 4% Zucker = auf 100 g Wasser, 5 g Butter, 5 g Mehl, 4 g Zucker + 100 g Milch.

c) ⅔ Czerny V: 5% Butter, 5% Mehl, 4% Zucker = auf 200 g Wasser, 10 g Butter, 10 g Mehl, 8 g Zucker + 100 g Milch.

Buttermehlnahrung mit Buttermilch nach Kleinschmidt (Einbrennbuttermilch): Herstellung: Bei dieser Nahrung wird mit zusatzfreier Buttermilch oder fertiger Buttermilchkonserve so verfahren, wie wenn es „Verdünnungsflüssigkeit" wäre. Es wird eine Einbrenne von 3 % Butter, 3 % Mehl und 4 % Zucker hergestellt. Praktisch werden Butter und Mehl wie bei den übrigen Buttermehlnahrungsgemischen eingebrannt und die mit Zucker versetzte fertige Buttermilch dazugegeben. Wenn man Buttermilch-Konserve verwendet, dann ist es zweckmäßig, zunächst die Einbrenne mit Wasser herzustellen und das Buttermilchpulver erst nach dem Erkalten der Mischung zuzusetzen und zwar in der bekannten Verdünnung 10 : 100. Zur Bereitung dieser Nahrung muß ein irdenes Gefäß genommen werden, da die Buttermilch den Aluminiumtopf beschädigt und sich verfärbt. Die Nahrung muß während des Aufkochens mit dem Schneebesen geschlagen werden.

Buttermehlnahrung in Konserven: Bumena (Deutsche Milchwerke A.-G., Zwingenberg in Hessen). Eine gut brauchbare, vitaminangereicherte Buttermehlnahrung.

Buttermehlnahrung ohne Milchzusatz (Wasserczerny):

VII: abgekochtes Wasser mit 7 % Butter,
7 % Mehl,
5 % Rohrzucker.
V: abgekochtes Wasser mit 5 % Butter,
5 % Mehl,
4 % Rohrzucker.

Verwendung zur Einleitung einer milchfreien Kost beim Säugling. Wird von den Kindern gerne genommen.

III. Milchbreinahrungen.

a) Flaschenbreinahrungen.

Als Brei kommen folgende zwei Formen in Betracht:

1. Die dünne Flaschenbreinahrung, die leicht durch den Sauger gefüttert werden kann, und

2. die sog. Tassenbreinahrung, die mit dem Löffel gefüttert werden muß. Praktisch wird als Flaschenbreinahrung verwendet:

1. Flaschenmondaminbrei.

a) Vollmilch-Mondaminflaschenbrei: 30 g Mondamin werden mit etwas Milch angerührt und allmählich auf 1 l Milch verdünnt. Dann werden 100 ccm 50proz. Koch- (Rüben-) Zuckerlösung dazugegeben (5 % Zuckergehalt der Gesamtnahrung) zum Kochen gebracht, die Nahrung unter ständigem Rühren 4 Minuten lang gekocht, durchgesiebt, nachgefüllt auf 1 l und in die reinen Flaschen gefüllt. Der Brei ist somit 3 %.

b) Zweidrittelmilch- und Halbmilch-Mondaminflaschenbrei: Entsprechend der Milchmischung wird mit 2 Teilen Milch und 1 Teil Wasser bzw. mit halb Milch und halb Wasser angesetzt.

2. Flaschengrießbrei.

a) Vollmilch-Grießflaschenbrei: 4 g Grieß werden in 200 g kochende Milch fadendünn einlaufen gelassen, 20 ccm 50proz. Zuckerlösung zugegeben und unter ständigem Rühren 10 Minuten lang gekocht, durch ein nicht allzu feines Sieb gegeben, auf 200 g aufgefüllt und in die Flaschen abgemessen.

b) Zweidrittelmilch- und Halbmilch-Grießflaschenbrei: Wird in entsprechender Weise mit 2 Teilen

Milch und 1 Teil Wasser bzw. mit 1 Teil Milch und 1 Teil Wasser angesetzt.

3. Flaschenzwiebackbrei.

a) Vollmilchflaschenzwiebackbrei: 6 g fein geriebener Zwieback oder Keks werden in 200 g Milch eingeweicht, danach 10 Minuten lang gekocht. Diesem werden 20 ccm einer 50-prozentigen Zuckerlösung hinzugesetzt. Der Brei ist somit 3 %.

An Stelle von Zwieback könnte auch Hipps Zwiebackmehl und Opels Kalk-Zwiebackmehl verwandt werden.

b) Halbmilchflaschenzwiebackbrei: 6 g fein geriebener Zwieback oder Keks werden erst in 100 g Wasser eingeweicht, danach 10 Minuten lang gekocht, bis ein dicker Brei entsteht. Dann gießt man 100 g Milch, die mit 20 g einer 50proz. Zuckerlösung versetzt ist, hinzu und kocht unter ständigem Rühren kurz auf. Der Brei ist somit 3 %.

4. Flaschenkeksbrei nach Moll.

Zubereitung: Man verrührt 40 g Keksmehl (5 gestrichene Eßlöffel) in ¼ l Wasser mittels der Schneerute und läßt das eingeführte Mehl 2 Stunden weichen. Dann wird unter Rühren das Ganze zum Kochen gebracht und 3 Minuten kochend gehalten. Hierzu gibt man 25 g Zucker sowie ¼ l Vollmilch und kocht das Ganze unter Rühren nochmals gut auf. Man erhält so ½ l trinkfertigen, mit der Flasche verabreichbaren Keksbrei. Der fertige Keksbrei wird heiß in die gereinigten und in Wasser ausgekochten Flaschen gefüllt. Die Flaschen werden verschlossen und in den Kühlraum gestellt. — Dieser Keksbrei enthält 8 % Keksmehl, 5 % Zucker und hat den Milchgehalt einer Halbmilch. Anwendung hauptsächlich zur Prophylaxe und Therapie des „Milchnährschadens“, ferner als Zusatznahrung bei Säuglingen vom 3. Monate ab. Wird von den Kindern gerne genommen. Bei älteren Säuglingen mit Milchnährschaden kann bei der Bereitung des Keksmehlbreis noch eine größere Mehlkonzentration (bis zu 12 %) gewählt werden.

Keksmehlflasche.

Halbmilchkeksmehlflasche: 8 g Keksmehl (M. Töpfer), 50 ccm Vollmich, 50 ccm Wasser, 5 g Rohrzucker. Das Keksmehl und der Zucker werden mit dem Wasser zu einem dicklichen Brei angerührt und der kochenden Milch zugesetzt.

Zweidrittelmilchkeksflasche: Wird in entsprechender Weise mit 2 Teilen Milch und 1 Teil Wasser angesetzt. Die Keksmehlflasche ist somit 8 %.

b) Tassenbreinahrungen.

1. Tassenmondaminbrei.

a) Vollmilch-Mondamintassenbrei: 16 g Mondamin werden mit 200 ccm roher Milch angerührt, 20 ccm einer 50proz. Zuckerlösung zugegeben (5 % Zuckergehalt der Gesamtnahrung), zum Kochen gebracht und unter ständigem Rühren 4 Minuten lang gekocht. Der Brei wird dann in die schon abgewogene Porzellantasse bzw. Aluminiumtasse eingefüllt und dort erstarren gelassen.

b) Zweidrittelmilch- und Halbmilch-Mondamintassenbrei: Ist ebenfalls ein 8proz. Brei. Es werden dabei 16 g Mondamin in entsprechender Weise entweder mit ⅔ Milch und ⅓ Wasser oder mit ½ Milch und ½ Wasser angerührt, mit Zuckerlösung wie oben versetzt und weitergekocht.

2. Tassengrieß- (Reis-) Brei.

a) Vollmilch-Grießtassenbrei: 200 ccm Milch und 20 ccm einer 50proz. Koch- (Rüben-) Zuckerlösung werden zum Kochen gebracht. In die kochende Milch werden 16 g Grieß fadendünn einlaufen gelassen und unter fortwährendem Rühren mit der Schneerute 10 Minuten lang gekocht. Dann wird die Nahrung sofort vom Feuer genommen. Diese Vorschriften gelten nur für ganz feine Grießsorten. Grobe Sorten müssen zuerst in Wasser gekocht werden, ähnlich wie Reis.

b) Zweidrittelmilch- und Halbmilch-Grießtassenbrei: Auch dieser Brei ist 8proz. Unter Verwendung von 2 Teilen Milch und 1 Teil Wasser bzw. von Halbmilch gleiche Kochvorschriften wie bei dem Vollmilchgrießtassenbrei.

3. Tassenzwiebackbrei.

a) Vollmilchtassenzwiebackbrei: 20 g fein geriebener Zwieback werden in 200 ccm Milch eingeweicht und 10 Minuten lang gekocht, bis ein dicker Brei entsteht. Dann gießt man 20 ccm einer 50proz. Zuckerlösung hinzu. Der Brei ist somit 10proz.

b) Halbmilchtassenzwiebackbrei: Wird mit halb Milch und halb Wasser in derselben Weise wie der Vollmilchtassenzwiebackbrei hergestellt, also mit 20 g Zwieback bzw. Keksmehl. Dieser Brei ist ebenfalls 10 proz.

4. Buttermehlvollmilchbrei nach Moro.

Zu je 100 ccm Vollmilch werden 7 g ff. Weizenmehl, 5 g Butter und 5 g Koch- (Rüben-) Zucker zugesetzt. Das Mehl wird mit der Milch glatt angerührt, zum Kochen gebracht, Butter und Zucker hinzugegeben und 4 Minuten unter ständigem Rühren gekocht.

5. Vollkornschrotvollmilchbrei.

20 g Vollkornschrot (grobe Qualität), 200 ccm Milch, 10 g Zucker. Vollkornschrot wird mit etwas kaltem Wasser angerührt und der kochenden Milch zugefügt, unter ständigem Rühren 5 Minuten kochen lassen.

Bei Buttervollkornschrotvollmilchbrei 10 g Butter unterrühren.

6. Weizen-Hafermehlbrei mit Kakaogeschmack (sogen. „Blaupunkt"). (Kinder-Nähr- und Kräftigungsmittel. Nordische Kakao- u. Nährmittelfabrik Flensburg, Inh. Oskar Ruschig).

100 ccm Vollmilch, 8 g Blaupunkt, 5 g Zucker. Die Milch wird zum Kochen gebracht. Blaupunkt und Zucker in Wasser anrühren und unter fortwährendem Rühren in die kochende Milch gießen.

7. Butter-Karamelbrei nach Rominger.

100 ccm Vollmilch, 5 g Butter, 10 g Milch- oder Rohrzucker, 8 g Mondamin.

Herstellung: Butter hellbraun werden lassen, Milchzucker hinzufügen und bis zur Karamelisierung kommen lassen, dann mit der Milch aufkochen lassen und mit Mondamin andicken. Dieser besonders gutschmeckende Vollmilchbrei wird auch von nicht ausgesprochen fettempfindlichen Säuglingen jenseits des ersten Halbjahres gut vertragen und bestens genommen.

8. Deback-Mümmelchenbrei.

100 ccm Vollmilch, 30 g Deback-Mümmelchen.

Herstellung: Vollmilch wird zum Kochen gebracht, dann Deback-Mümmelchen mit etwas Wasser ausgerührt, der kochenden Milch zugeben und nach Bedarf mit Zucker abschmecken. Unter diesen Brei etwas zerkleinertes frisches oder eingemachtes Obst gemischt, gibt dem Brei einen besonders guten Geschmack.

Steht Deback-Mümmelchen nicht zur Verfügung, so kann man auch mit Weizensüß einen schmackhaften Brei herstellen.

9. Weizensüß-Brei.

100 ccm Vollmilch, 8 g Weizensüß, 1 g Zucker und 4 g Grieß. Herstellung: Die Vollmilch wird mit dem Weizensüß zum Kochen gebracht. Dann Zucker und Grieß fadendünn in die Milch einlaufen lassen.

IV. Gemüse und Obstsäfte.

Die gemischte Kost wird je nach dem Alter des Kindes als Flaschennahrung oder als Gemüsepüree verabreicht. Bei der Einführung gemischter Kost wird zweckmäßig mit dem Zusatz kleiner, eigens hergestellter Gemüseportionen zu der Mittagsflasche der bisherigen Kost begonnen. Im Anfang ist es bei Kindern, die den Gemüsegeschmack verabscheuen, angezeigt, Süßstofflösung zuzusetzen, gegebenenfalls auch Suppen mit Grieß, Reis, Sago, Haferflocken, Grünkern als Grundlage zu verwenden.

Als Gemüse für den Säugling eignen sich vorwiegend Spinat, Karotten, Teltower Rübchen, Mangold, Kopfsalat, unter Umständen auch Blumenkohl, grüne Erbsen, Spargel oder zarte Blätter von roten Rüben (rote Beete) und Kohlrabi. Die Blätter werden weichgekocht und feingehackt oder passiert. Als zweckmäßiges Wintergemüse werden auch Tomaten verwendet, die als Tomatenbrei eingelegt sind, oder eisgekühlte Tomaten. Natürlich eignen sich auch alle anderen eisgekühlten Gemüse von der Kühlkette.

1. Herstellung des Gemüses.

a) Ohne Zusatz von Kohlehydraten: Das Gemüse wird gewaschen, mit Wasser aufgesetzt, weichgekocht, durchgesiebt und mit dem Gemüsewasser wieder versetzt und mit Butter leicht abgeschmelzt. Unter Umständen kann dem Gemüse eine Prise Salz beigefügt werden. Nach Möglichkeit wird es mit Fleischbrühe angerührt und mit zunehmendem Alter des Kindes mit Kartoffelbrei angesetzt. Auf die Abteilung kommt deshalb das Gemüse in Form von abgeschmelztem, dünnbreiigem Gemüse und Kartoffelbrei und, wenn vorhanden, Fleischbrühe. Damit ist eine gewisse Anpassung an den Geschmack des einzelnen Kindes zu erreichen.

b) Unter Anreicherung mit Nährzucker (Hordenzym, Soxhlets Nährzucker, Dextropur-Traubenzucker): Das mit Nährzucker angereicherte Gemüse ist sehr schmackhaft und kann auch bei darmempfindlichen Säuglingen gefüttert werden. Herstellung: 200 g rohes Gemüse (Spinat, Karotten, Blumenkohl, grüne Erbsen) werden geputzt, geschnitten und nur in so viel Wasser gekocht, daß das Gemüse eben davon bedeckt ist. Das weichgewordene Gemüse wird fein passiert, das Gemüsewasser nicht weggeschüttet. In 250 ccm Milch und 125 ccm Gemüsewasser löst man 35 g Nährzucker auf, gibt das passierte Gemüse und etwas Salz dazu (bei Karotten etwas Zucker) und läßt aufkochen. Soll das Gemüse durch die Flasche gegeben werden, so wird es, wenn nötig mit Milch verdünnt, noch durch ein Haarsieb getrieben.

2. Gemüsebrei für Säuglinge.

Geputztes, zerkleinertes, sehr gut gewaschenes Gemüse wird in wenig Salzwasser so lange kochen gelassen, bis es weich genug ist, um durch ein Sieb passiert werden zu können. Man bereitet eine Einbrenne aus Butter und Mehl, rührt das passierte Gemüse ein, gießt es zu gleichen Teilen mit Milch und Gemüsewasser auf und kocht es, bis eine dünnbreiige Masse entsteht.

3. Karottensuppe nach Moro.

500 g Karotten werden geschabt, der Rückstand (375 g) wird zerkleinert mit Wasser so lange eingekocht (1—2 Stunden, bis die gesamte Masse püreeförmig ist. Die eingekochte Masse wird durch ein feines Sieb getrieben, auf dem keine Rückstände bleiben dürfen. Je 1 Teil der püreeförmigen Karottenmasse wird mit 2 Teilen ungesalzener Fleischbrühe verdünnt, richtiger aufgeschwemmt. Auf je 100 g Suppe kommen noch 0,5 g Kochsalz. Die Fleischbrühe stellt man her aus 500 g Fleisch oder Knochen und 1¾ l Wasser. Täglich frisch zubereiten und kühl aufbewahren.

Als Dauerpräparat wird von der Kali-Chemie-A.-G. Berlin-Niederschönweide (Marke Rhenania) ein Karottenpulver unter dem Namen „Daucaron" in den Handel gebracht. Herstellung: 40 g Daucaron wird als Tagesmenge mit 1 l heißem Wasser angerührt und unter gelegentlichem Umrühren 10 Minuten lang gekocht. Die Größe des Kochsalzzusatzes wird vom Arzt bestimmt und beträgt für gewöhnlich 2 g Kochsalz auf 1 Liter Daucaronsuppe.

4. Rohkartoffelbrei nach Bayer.

Rohkartoffel-Gemüsebrei: Gemüse in Salzwasser weichkochen, durchsieben und mit dem Gemüsewasser verrühren. Rohe, geschälte Kartoffeln auf einer Rohkostreibe reiben und unter das erkaltete, durchgesiebte Gemüse rühren. Man nimmt auf 50 g Gemüse etwa 3—4 Kartoffeln.

Rohkartoffel-Zwiebackbrei: Unter den gewöhnlichen Vollmilchzwiebackbrei oder Halbmilchzwiebackbrei werden die rohen, geriebenen Kartoffeln verrührt. Man nimmt auf etwa 80 g Brei 1—2 Kartoffeln.

5. Gemüsekonserven.

An Stelle der früher häufig gebrauchten Gemüsepulver verwenden wir heute vorwiegend Gemüse in Konservenform. Sie haben den Vorteil großer Mannigfaltigkeit und ermöglichen es, auch in Gegenden, in denen im Winter kein frisches Gemüse zu bekommen ist, den Säuglingen (und Kleinkindern) während des ganzen Jahres gemischte, vegetabilische Kost verabfolgen zu können. Allerdings muß der ziemlich bedeutende Vitaminmangel der Gemüsekonserven durch Verabreichung von C-vitaminreichen Obstsäften (Apfelsinen- oder Zitronensaft) oder in besonderen Fällen durch Zugabe von Ascorbinsäure in Substanz (Cebion- oder Redoxontabletten) ausgeglichen werden. Das gilt besonders von dem im Hausstand im Weckapparat konservierten Gemüse, das nachweislich einen beträchtlichen C-Vitaminverlust aufweist. Die Gemüsekonserven besitzen außerdem den nicht unwesentlichen Vorteil, daß sie imstande sind, schlecht essende Säuglinge auf den Genuß von frischen Gemüsen vorzubereiten, denn sie werden wegen ihres nicht so ausgeprägten Gemüsegeschmackes vielfach lieber genommen.

6. Herstellung von Obstsäften.

a) Zitronensaft: Der Saft frisch ausgepreßter Zitronen wird mit der gleichen Menge einer 50proz. Koch- (Rüben-) Zuckerlösung versetzt (25 % Zuckergehalt).

b) Neutralisierter Zitronensaft (v. Pirquet): Ausgepreßter Zitronensaft wird im warmen Wasserbade (50 Grad) angewärmt, dann wird so viel Calc. carb. langsam eingerührt, daß der Saft nach dem Ausfällen auf Lackmuspapier noch schwach sauer reagiert, aber nicht mehr sauer schmeckt (ungefähr 6—8 % Calc. carb.). Nach 10—15 Minuten wird die Masse durch ein Tuch geseiht, einmal aufgekocht und filtriert. Zur Herstellung von 10 g Zitronensaft wird der Saft einer halben, mittelgroßen Zitrone gebraucht.

c) Apfelsinensaft: Der Saft von ausgepreßten Apfelsinen wird mit der gleichen Menge 20—50proz. Zuckerlösung versetzt (10—25 % Zucker- oder Dextropurzusatz).

d) Johannisbeersaft: Die rohen Beeren werden gesäubert, gepreßt und mit der gleichen Menge 20—50proz. Zuckerlösung versetzt. Dasselbe Verfahren gilt für andere Beerenfrüchte wie: Himbeeren, Brombeeren, Erdbeeren.

e) Hagebuttensaft: Die Hagebutten werden mit heißem Wasser übergossen, abgehäutet, durch eine Fruchtpresse gegeben und in einem Tuch ausgepreßt, dazu 15—20 % Zucker.

f) Tomatensaft: Zur Herstellung von Tomatensaft werden die kurz in heißes Wasser gebrachten reifen Tomaten gehäutet, in dicke Scheiben geschnitten und in einem Tuch ausgepreßt, dazu 10—15—20 % Zucker- oder Dextropurzusatz.

g) Karottensaft: Die rohen Karotten werden geputzt, auf einer Rohkostreibe gerieben, in einem Tuch ausgepreßt und mit 10—15 % Zucker versetzt.

h) Rote-Beete-Saft: Siehe Karottensaft.

B. Besondere Säuglingsnahrungen, sog. „Heilnahrungen".

I. Buttermilch.

Zur Säuglingsnahrung darf nur eine einwandfreie, am besten selbsthergestellte, keinesfalls die im freien Handel erhältliche Mischbuttermilch verwendet werden. Daneben kommen in Frage die Buttermilchkonserven (sog. Medizinalbuttermilch) und als Ersatz die Säuremilchen und die echten Sauermilchen.

Selbstverständlich ist die Beschaffenheit der Buttermilch eine verschiedene, je nach dem Ausgangspunkt beim Buttern. Die Butter kann gewonnen werden aus saurer Vollmilch, aus süßem Rahm und aus saurem Rahm. Am einwandfreiesten für die Säuglingsernährung ist die aus süßem Rahm gewonnene Buttermilch, bei der der Rahm durch Zentrifugieren gewonnen und nur ganz leicht angesäuert ist. Um diese leichte Säuerung zu erreichen, läßt man den süßen Rahm etwa 3—4 Stunden bei 5° C in der Kälte stehen. Die Ausbeute ist gering. Aus saurem Rahm, der etwa einen Säuregrad von 30 nach Soxhlet-Henkel besitzt, gewinnt man eine haltbarere und besser schmeckende Butter. Auch aus saurem Rahm ist die Buttergewinnung noch kostspielig. Es empfiehlt sich deshalb die Anwendung der aus gesäuerter Vollmilch gewonnenen Buttermilch in der Anstalt und im Haushalt.

Selbstherstellung von Buttermilch aus angesäuerter Vollmilch.

Eine größere Menge Vollmilch läßt man bei einer Temperatur von 15—20° C aufrahmen, nachdem man sie mit 3—5 Eßlöffeln saurer Milch (oder mit Milchsäurewecker, also Reinkulturen von Milchsäurebakterien von bekannter Gärungsfähigkeit, z. B. aus der Milchforschungsanstalt Kiel) geimpft hat. Es empfiehlt sich, wenn der Geschmack der Buttermilch und damit gewöhnlich der Säuregehalt sich ändert, einen frischen Säurewecker zu nehmen, da er sich durch langdauernde Überimpfung in seinem Verhalten ändert. Im Sommer dauert die Säuerung bis zu 24 Stunden, im Winter meist länger. Die geronnene Sauermilch wird in einem Butterungsgefäß (bei kleinen Mengen im Drehbutterglas, bei größeren im Holsteiner Schlagbutterfaß) ausgebuttert, und zwar am besten bei einer Temperatur von etwa 19° C, bei der das Milchfett leicht erstarrt. Sobald sich die einzelnen, durch die Erschütterung freigewordenen Fettkügelchen zu etwa stecknadelknopfgroßen Klümpchen zusammengeballt haben, ist der eigentliche Butterungsprozeß vollendet. Die Butter wird ausgesiebt, und die Buttermilch bleibt zurück. Die so gewonnene Buttermilch wird ebenfalls durch ein feines Haarsieb gegossen und hierauf unter Schlagen mit der Schneerute dreimal aufwallen gelassen. Der Säurungsgrad der Buttermilch darf bis zu 30—32 nach Soxhlet-Henkel betragen.

1. Reine Buttermilch mit Zuckerzusatz.

Die Buttermilch wird gewöhnlich mit 3—4 % Koch- (Rüben-) Zucker unter beständigem Schlagen mit der Schneerute über gelindem Feuer dreimal aufgekocht.

2. Buttermilchsuppe.

Auf die Buttermilchmenge kommen 5 % Rüben- oder besser Nährzucker und 1,5 % Weizenmehl. Das Mehl wird mit der rohen Buttermilch angerührt, Zucker zugegeben und unter beständigem Schlagen mit der Schneerute dreimal aufkochen gelassen. Als Ersatz dieser Nahrung kommt in Betracht:

a) Holländische Anfangsnahrung = HA. nach Rietschel. (M. Töpfers Trockenmilchwerke, Böhlen b. Leipzig.) Ohne Mehl- und Zuckerzusatz, konzentriert in Dosen zu 200 g.

Herstellung: Der Inhalt der Dose wird mit der doppelten Menge abgekochten Wassers verrührt und 5 % Nährzucker hinzugefügt.

Zusammensetzung: Eiweiß: 10,36 %, Fett: 1,76 %, Milchzucker: 11,92 %, Gesamtsalze: 1,91 %, Trockenmasse: 25,12 %, Wasser: 74,88 %. (Nach eigener Analyse der Kieler Univ.-Kinderklinik.)

b) Normalbuttermilch = NB. (Edelweiß-Milchwerke, Kempten im Allgäu.) Eine völlig zusatzfreie, auf ein Drittel eingedickte Buttermilch.

Herstellung: 2 Teile Wasser sind mit 1 Teil NB. zu verrühren.

Zusammensetzung: Eiweiß: 8,98 %, Fett: 4,56 %, Milchzucker: 13,38 %, Gesamtsalze: 1,34 %, Trockenmasse: 30,55 %, Wasser: 69,45 %. (Nach eigener Analyse der Kieler Univ.-Kinderklinik)

c) Holländische Säuglingsnahrung = HS. nach Koeppe. (M. Töpfers Trockenmilchwerke, Böhlen bei Leipzig.) Enthält 5 % Rohrzucker und 2 % Mehl, in Dosen zu 200 g.

Herstellung: Der Inhalt einer Dose wird mit 2 Teilen abgekochtem Wasser angerührt.

Zusammensetzung: Eiweiß: 8,36 %, Fett: 1,53 %, Milchzucker: 13,18 %, Ges. Stickstoff: 1,32 %, Trockenmasse: 35,92 %, Wasser: 64,08 %.

d) Eledon. (Deutsche A.-G. für Nestle-Erzeugnisse, Lindau am Bodensee, und Kappeln (Schleswig-Holstein).

Herstellung: 10 g Eledon in 100 ccm warmem, abgekochtem Wasser auflösen. Je nach Verordnung Nährzucker hinzufügen.

Zusammensetzung: Eiweiß: 31,34 %, Fett: 17,07 %, Milchzucker: 38,69 %, Gesamtsalze: 7,07 %, Trockenmasse: 97,09 %, Wasser: 2,91 %. (Nach eigener Analyse der Kieler Univ.-Kinderklinik.)

e) Edelweiß-Buttermilch. (Edelweißmilchwerke, Kempten im Allgäu.)

Herstellung: 10 g Pulver werden in 100 ccm warmem, abgekochtem Wasser aufgelöst und 5 % Nährzucker hinzugefügt.

Zusammensetzung: Eiweiß: 30,16 %, Fett: 16,01 %, Milchzucker: 38,39 %, Gesamtsalze: 6,64 %, Trockenmasse: 97,35 %, Wasser: 2,65 %. (Nach eigener Analyse der Kieler Univ.-Kinderklinik.)

f) „Wir Zwei". (A/S Den Danske Maelkekondenseringsfabrik Nadskow, Dänemark. Generalvertrieb für Deutschland: Firma Edgar a. Holm, Berlin C 2, Holzmarktstraße 15/18.) Dänische Buttermilch in Pulverform.

Herstellung: 10 g Pulver werden in 100 ccm warmem, abgekochtem Wasser aufgelöst. Hinzufügung von Nährzucker je nach Verordnung.

Zusammensetzung: Eiweiß: 31,78 %, Fett 14,87 %, Milchzucker: 36,23 %, Gesamtsalze: 6,81 %, Trockenmasse: 94,87 %, Wasser: 5,13 %. (Nach eigener Analyse der Kieler Univ.-Kinderklinik.)

3. Einbrennbuttermilch nach Kleinschmidt.

(Siehe bei Buttermehleinbrennen.)

II. Sauermilch.

1. Sä — Sa.

Hochwertige Säure-Sahnenahrung nach Rominger.

Es handelt sich um eine gesäuerte Sahnekonserve von gleichmäßigem Säuregrad zur Herstellung einer gesäuerten, fettangereicherten Säuglingsnahrung aus Frischmilch. Zu 50 Teilen Frischmilch werden 10 Teile Sä-Sa-Konserve und 40 Teile Schleim oder Mehlabkochungen zugesetzt und schließlich 5 Teile Kochzucker.

Die gesamte Tagesmenge stellt man am besten im Laufe des Vormittags mit der angelieferten Frischmilch her. Die fertige Nahrung, die nicht sterilisiert zu werden braucht, hält sich auch verschlossen und sauber aufbewahrt unverdünnt bis zum nächsten Mittag, auch in der warmen Jahreszeit, in der man sie natürlich kühl aufbewahren muß. Die Sä-Sa-Nahrung bietet die bekannten Vorteile einer fettangereicherten Säuglingsnahrung: Hohe Widerstandskraft gegenüber Infekten, gutes Fettpolster, frische, gesunde Hautfarbe, gebundene, salbenartige, aromatisch riechende Stühle. Die Nahrung eignet sich besonders gut für junge Säuglinge mit normaler Nahrungstoleranz. Bei gestörter Nahrungsverträglichkeit (herabgesetzte Fettoleranz!) ist besonders bei ernährungsgestörten Säuglingen Vorsicht geboten.

Trinkmengen.

Tagesmenge bei Kindern bis zu 4 Wochen:
500 bis 600 g = 5 Mahlzeiten zu 100 bis 120 g.
Tagesmenge bei Kindern bis zu 8 Wochen:
700 bis 800 g = 5 Mahlzeiten zu 140 bis 160 g.
Tagesmenge bei Kindern nach dem ersten Lebensvierteljahr:
800, höchstens 1000 g = 5 Mahlzeiten zu 160 bis 200 g.

Aus nachstehender Tabelle können die Gewichte der Zusätze bei Herstellung einer Tagesmenge von 600—1000 g ohne Umrechnung entnommen werden:

Tagesmenge zu	600 g	700 g	800 g	900 g	1000 g
Frischmilch	300 g	350 g	400 g	450 g	500 g
Sä-Sa	60 g	70 g	80 g	90 g	100 g
Schleim	240 g	280 g	320 g	360 g	400 g
Kochzucker	6 Teelöffel[1])	7 Teelöffel	8 Teelöffel	9 Teelöffel	10 Teelöffel

Zusammensetzung: Eiweiß: 1,2 %, Fett: 15,2 %, Milchzucker: 16,3 %, Gesamtsalze: 0,19 %, Trockenmasse: 33,22 %, Wassergehalt: 66,78 %. (Nach eigener Analyse der Kieler Univ.-Kinderklinik.) Herstellerfirma: Deutsche Milchwerke, Zwingenberg (Hessen).

2. Sauermilch nach Hainiß.

Herstellung: 1 l rohe Vollmilch wird an einem warmen Ort 12—18 Stunden stehengelassen, am besten, nachdem man sie mit 1—2 Eßlöffel saurer Milch von bekannter Güte (oder Milchsäurewecker) geimpft hat, so daß sie „dick" wird. Etwa ⅔ des Rahmes werden vorsichtig abgehoben; der Rest wird mit der Schneerute lebhaft geschlagen und dabei unter Zusatz von 1½ bis 2 % Mehl und 3—5 % Zucker kurz aufgekocht.

3. Diätmilch nach Adam.

Kommt in Dosen zu 400 g in konzentrierter Form in den Handel (Töpfers Trockenmilchwerke G. m. b. H., Böhlen b- Leipzig). Diät. milch ist eine natürliche Sauermilch von folgender Zusammen-

[1]) 1 Teelöffel = 5 g.

setzung als trinkfertige Mischung: 3 % Kasein, 1½ % Fett, 2 % Milchzucker, 0,5 % lösliche Kalksalze.

Zubereitung: 1 Teil Milch ist mit 2 Teilen Wasser zu verdünnen. Der Inhalt einer Dose zu 400 g ergibt dann 1200 g Nahrung. Zusatz von 5 % Nährzucker zur Verdünnungsflüssigkeit unter Aufkochen. Unter Umständen noch Zusatz von Süßstoff.

4. Milchsäuremilch nach Marriott.

a) Milchsäure-Vollmilch: 2 % Mondamin (Maizena), 6 % Nährzucker, 6 ‰ Milchsäure (1000 ccm Milch, 20 g Mondamin, 120 ccm 50proz. Nährzuckerlösung und 8 ccm 75proz. Milchsäure). Herstellung: Die Milch wird aufgekocht; in die fast kochende Milch wird der Nährzucker eingesprudelt. Das Maismehl, das zuvor in einem kleinen Teile kalter, roher Milch glatt verrührt wurde, wird nun unter ständigem Schlagen der kochenden Milch beigemengt. Das Ganze läßt man nochmals kurz überwallen (ständig sprudeln oder mit der Schneerute schlagen!) und kühlt sofort. Ist die Masse gänzlich abgekühlt, so kommen unter fortwährendem Schlagen 6 ‰ Milchsäure tropfenweise dazu. Die richtig zubereitete Milchsäure-Vollmilch muß die Beschaffenheit eines Flaschenbreies aufweisen. Soll die Mutter die Milchsäuremilch im Haushalt selbst herstellen, so ist es empfehlenswerter, ihr, um Ätzwirkungen bei unvorsichtiger Hantierung auszuschließen, nur eine 10proz. Milchsäurelösung zu verschreiben. Sie fügt dann zu je 100 g abgekochter und wieder ganz erkalteter Milch 6 g oder einen Teelöffel Milchsäurelösung unter ständigem Umrühren zu.

Als Konserve ist das Präparat „Pelargon" im Handel.

b) Pelargon, Rotes Etikett, Milchsäuremilchkonserve (Deutsche A.-G. für Nestle-Erzeugnisse, Berlin-Tempelhof, und Kappeln/Schlei.) Das Pulver ergibt mit Zusatz von Wasser eine gesäuerte Zweidrittelmilch mit 2 % Stärke und 5 % Nährzucker.

Herstellung: 100 ccm abgekochtes Wasser, 20 g Pelargon.

Zusammensetzung: Eiweiß: 14,14 %, Fett: 15,58 %, Milchzucker: 24,41 %, Gesamtsalze: 3,37 %, Trockenmasse: 97,52 %, Wasser: 2,48 %. (Nach eigener Analyse der Kieler Univ.-Kinderklinik.)

c) Pelargon, Grünes Etikett. Es handelt sich um eine Milchsäurekonserve in Pulverform ohne Kohlehydratzusatz. Diese kann zur Herstellung von Säure-Vollmilch, -Halbmilch mit viel oder wenig Zucker verwandt werden.

Herstellung: Zur Bereitung von 100 ccm Milchsäure-Vollmilch werden 14 g Pelargon (grün) mit 90 ccm Wasser mit Schleim oder Mehlabkochung oder Zuckerlösung verquirlt. Zur Bereitung von Milchsäure-Halbmilch werden nur 7 g Pelargon verwandt.

d) Milchsäure-Magermilch: 2 % Mondamin (Maizena), 5 % Nährzucker, 6 ‰ Milchsäure (1000 ccm Magermilch, 20 g Mondamin, 100 ccm 50proz. Nährzuckerlösung, 8ccm 75proz. Milchsäure). Herstellung ist die gleiche wie die der Milchsäure-Vollmilch. Statt der Magermilch kann auch fettfreies Magermilchpulver (Edelweiß-Milchwerke, Kempten im Allgäu) nach vorherigem Abkochen mit der Verdünnungsflüssigkeit und den Zusätzen unter Beimengung von 6 ‰ Milchsäure, bezogen auf die Gesamtmischung, verwendet werden.

5. Zitronensäure-Vollmilch.

Die Milch wird zunächst mit 6—8 % Nährzucker aufgekocht, dann sofort in fließendem Wasser abgekühlt. Der erkalteten Milch wird langsam unter ständigem Umrühren pulverisierte Zitronensäure (5 g auf je 1 l Vollmilch) zugegeben. Die dabei sehr feinflockig gerinnende Milch ist dann gebrauchsfertig. Als Zitronensäure-Vollmilch-Konserve dient die Alete-Milch nach Malyoth. Sie stellt eine mit natürlicher Zitronensäure gesäuerte Vollmilch in Trockenform dar.

Herstellung: Auf 100 ccm Trinkmenge werden 17,5 g Pulver und 100 ccm abgekochtes Wasser genommen.

Zusammensetzung: Eiweiß: 16,75 %, Fett: 17,57 %, Milchzucker: —, Gesamtsalze: 4,08 %, Trockenmasse: 97,69 %, Wasser: 2,31 %. (Nach eigener Analyse der Kieler Univ.-Kinderklinik.)

Mit dem sogen. Citrotibin (Pantibin), einem Gemisch aus zitronensauren Dextrinen und Maltosen (Pantibin-Chemisch-Pharmazeutische G. m. b. H. „Orpha", Berlin-Neukölln) kann man ohne weitere Zusätze unter Verwendung des beigegebenen Meßlöffels leicht 100 ccm Zitronensäure-Vollmilch herstellen. Die abgekochte und wieder abgekühlte Vollmilch wird unter ständigem Rühren langsam mit dem Citrotibin-Nährzucker versetzt.

6. Salzsäuremilch nach Scheer, sog. Cutanmilch.

Herstellung: Um 1 l trinkfertige Nahrung zu erhalten, werden zu 600 ccm roher Vollmilch 400 ccm $\frac{n}{10}$ HCl und 5 % Nährzucker beigefügt. Dann langsames Aufkochen auf kleiner Flamme, wobei sich der gebildete zähe Kaseinklumpen wieder löst.

Die Salzsäuremilch kommt in Konservenform als Cutanmilch (Töpfers Trockenmilchwerke G. m. b. H., Böhlen b. Leipzig) in den Handel. Sie ist dreifach konzentriert. Der Inhalt einer 400-g-Dose entspricht also 1200 g Vollmilch. In geöffnetem Zustande hält sie sich, im Eisschrank aufbewahrt, 2—3 Tage. Zubereitung: Die Verdünnung stellt man so her, daß man zu 1 Teil Milch 2 Teile Wasser unter dauerndem Rühren einfließen läßt. Das vorher abgekochte Wasser wird in kühlem Zustande beigegeben. Vor der Verabreichung ist die Milch auf Körpertemperatur zu erwärmen.

Für jüngere Kinder verdünnt man die Cutanmilch zweckmäßig mit 3 Teilen Wasser, sodaß sie ungefähr einer ¾-Milchmischung entspricht. Anwendung der Salzsäuremilch vor allem bei Spasmophilie und exsudativer Diathese. Zuckerzusatz 5—6 % in Form von Koch- (Rüben-) Zucker, Kinderzucker oder Nährzucker. Während der Verabreichung vermeide man Gabe von Brom.

Zusammensetzung: Eiweiß: 9,08 %, Fett: 8,28 %, Milchzucker: 13,39 %, Gesamtsalze: 2,2 %, Trockenmasse:. 33;23 %, Wasser: 67,50 %. (Nach eigener Analyse der Kieler Univ.-Kinderklinik.)

III. Eiweißmilch und Eiweißmilchersatznahrungen.

1. Originaleiweißmilch nach Finkelstein und L. F. Meyer.

Herstellung: 1 l rohe Vollmilch wird mit einem Eßlöffel Simons Labessenz[1]) versetzt und eine halbe Stunde im Wasserbad von 42° C stehengelassen. Den entstandenen Käseklumpen gibt man in ein ausgekochtes Tuch, das man über einer Schüssel aufhängt und läßt die Molke ohne Pressen ablaufen, ungefähr 2 Stunden lang. Dann wird der Fettkäse unter Zugabe von ½ l Wasser unter sanftem Reiben mittels eines Klöppels oder Pilzes

1) Statt der teuren Labessenz kann man auch pro Liter Milch je 10 ccm einer 20proz. Lösung von Calc. chlorat. crystallis. verwenden; die Fällung erfolgt kurz vor dem Sieden der Milch.

einmal durch ein grobes und fünfmal durch ein feines Haarsieb durchgetrieben; dabei fügt man ½ l bester Buttermilch hinzu. Bei dem Durchsieben muß eine möglichst feine Verteilung des Käses in der Wasser-Buttermilch-Verdünnung erzielt werden. Auf dem Feuer wird die entstandene Aufschwemmung unter fortwährendem Schlagen mit der Schneerute 4 Minuten gekocht, dann sofort durch ein Sieb passiert. Die vorgeschriebenen Zucker- und Mehlzusätze werden, in wenig Wasser gelöst, schon während des Aufkochens beigegeben. Beim Anwärmen der Einzelmahlzeit auf Trinkwärme ist stärkeres Erhitzen zu vermeiden.

2. Eiweißmilchkonserve.

Kommt in Büchsen von 400 g Inhalt in den Handel (M. Töpfers Trockenmilchwerke G. m. b. H., Böhlen b. Leipzig). Auf 1 Teil gut durchgerührten Büchseninhaltes sind je 2 Teile abgekochtes Wasser, in dem die Zucker- und Mehlzusätze gelöst enthalten sind, zuzufügen. Der Vorteil der Konservennahrung liegt in der Einfachheit der Fertigstellung einer brauchbaren Eiweißmilch und in der garantierten Gleichmäßigkeit ihrer Zusammensetzung.

3. Konzentrierte Eiweißmilch.

Herstellung: 2 l Vollmilch verlaben; zu dem mit ½ l Wasser durchgetriebenen Fettkäse gibt man ½ l Buttermilch. Zuckerzugabe nach Verordnung; im übrigen sind dieselben Vorschriften wie bei der Originaleiweißmilch zu beachten.

Einfacher gestaltet sich auch hier die Herstellung aus der Konserve, die statt im Verhältnis 1 : 2 nur 1 : 1 mit Wasser verdünnt wird.

4. Eiweißmilch mit Einbrenne nach Ochsenius.

Herstellung: Es wird eine Eiweißmilch mit 2½ % Einbrenne und 5—8 % Nährzucker hergestellt, in dem man die Verdünnungsflüssigkeit der Büchsenmilch entsprechend zubereitet. (3¾ % Einbrenne mit 7½—12 % Nährzucker).

5. Buttermilchfreie, sog. süße Eiweißmilch mit Sprühmagermilchpulver nach Rominger.

1 l Vollmilch wird mit 1 Eßlöffel Labessenz versetzt und ½ Stunde im Wasserbad stehengelassen. Den entstandenen Käseklumpen gibt man in ein Tuch und läßt die Molke ablaufen. Dann

wird der Fettkäse unter Zugabe von 1 l aus Sprühmagermilchpulver frisch hergestellter Magermilch, zu deren Herstellung man 12 g Magermilchpulver auf 100 ccm abgekochtes Wasser nimmt, einmal durch ein grobes Sieb und fünfmal durch ein feines Sieb getrieben. Die entstandene Aufschwemmung wird unter stetem Rühren 4 Minuten gekocht. Die vorgeschriebene Zuckermenge wird schon während des Kochens beigegeben. Diese Eiweißmilch wird meist von säureempfindlichen Säuglingen besser vertragen als die Original-Eiweiß-Milch. Sie wird infolge ihres weniger säuerlich-käsigen Geschmacks besser genommen und läßt sich schließlich billiger herstellen, da das Sprühmagermilchpulver, namentlich für Anstalten, billiger ist als die Buttermilch-Konserve.

6. Fettarme Eiweißmilch nach Rominger.

1 l einwandfreie Magermilch wird, wie bei der Herstellung der Original-Eiweißmilch mit 1 Eßlöffel Labessenz versetzt und ½ Stunde im Wasserbad stehengelassen. Den entstandenen Magerkäseklumpen gibt man in ein ausgekochtes Tuch und läßt die Molke ablaufen. Dann wird der Magerkäse unter Zugabe von ½ l Wasser und ½ l Medizinal-Buttermilch einmal durch ein grobes und fünfmal durch ein feines Sieb getrieben. Die entstandene Aufschwemmung wird unter stetem Rühren 4 Minuten gekocht. Die vorgeschriebene Zuckermenge wird schon während des Kochens beigegeben. Diese fettarme Eiweiß-Milch wirkt recht zuverlässig antidyspeptisch und wird auch von fettempfindlichen Säuglingen etwa vom 4. Lebensmonat ab sehr gut vertragen.

7. Larosanmilch nach Stoeltzner.

Larosan (der Hoffmann-La-Roche-Werke, Grenzach) stellt ein Kaseincalciumpräparat in Pulverform dar, das sich in heißer Milch gut auflöst. Es kommt in Packungen zu 100 g in den Handel. 1 l der fertigen Eiweißmilchersatznahrung (Larosanmilch) besteht aus: ½ l Vollmilch, ½ l Reis- (Hafer-) Schleim, 20 g Larosanpulver und im allgemeinen 50 g Koch- oder Nährzucker.

Herstellung: 20 g Larosanpulver werden mit ungefähr dem dritten Teil eines halben Liters frischer Vollmilch kalt angerührt. Über kleiner Flamme wird der Rest der Milch, der Schleim und Zucker zugefügt, das Ganze mit der Schneerute geschlagen und vom Beginn des Kochens ab 4 Minuten lang kochen gelassen.

8. Eiweiß-Mehlsuppe.

Billiger und einfacher als die Herstellung der Original-Eiweißmilch ist die Bereitung einer Eiweißmehlsuppe von folgender Herstellung: ½ l 5%ige Mehlabkochung, 20 g Milcheiweiß (Lactana) und 50 g Kochzucker. Für die geschmacksempfindlichen Säuglinge verwendet man hier am zweckmäßigsten eines der dextrinisierten Kindermehle (Kufeke, Theinhardt, Nestle u. a. m.)

Zusammensetzung: Eiweiß: 72,66 %, Fett: 1,01 %, Milchzucker: 0,18 %, Gesamtsalze: 15,70 %, Trockenmasse: 91,70 %, Wasser: 8,29 %. (Nach eigener Analyse der Kieler Univ.-Kinderklinik.)

IV. Malzsuppennahrungen.

1. Malzsuppe nach Keller.

Originalvorschrift: 1 Teil rohe Vollmilch, 2 Teile Wasser, 10 % Malzsuppenextrakt nach Keller mit Zusatz von Cal. carb. (Löflund, Dr. Wander), 5 % Weizenmehl. Der Malzsuppenextrakt wird in dem erwärmten Wasser aufgelöst, das Mehl mit der rohen Milch glatt verrührt, beides zusammengegeben, 4 Minuten lang unter ständigem Rühren kochen gelassen, die verdampfte Flüssigkeitsmenge durch abgekochtes Wasser ergänzt.

Heute übliche Herstellung: Um ein Aufkochen des Malzextraktes, der dabei seine wertvolle Wirkung verliert, zu vermeiden und außerdem zu verhüten, daß die Milch bei der Vermischung gerinnt, geht man überall da, wo die gesamte Tagesmenge auf einmal hergestellt werden soll, folgendermaßen vor: Mehl und Milch werden zu einem dicklichen Brei aufgekocht, während auf der anderen Seite der Malzextrakt vorsichtig in abgekochtem warmem Wasesr gelöst wird. Die beiden Mischungen werden nun nicht auf dem Feuer, sondern nur in erwärmtem Zustand miteinander langsam vermischt ohne erneues Aufkochen.

Überall da, wo nicht die gesamte Tagesmenge auf einmal hergestellt zu werden braucht, wird der Malzextrakt jeder einzelnen Portion, in etwas abgekochtem Wasser aufgelöst, erst kurz vor der Fütterung der Milch-Mehl-Mischung zugefügt.

Bei jüngeren oder sehr empfindlichen Säuglingen nimmt man zur Herstellung der Kellerschen Malzsuppe besser nur 30 g Weizenmehl und 60 g Malzextrakt auf 1 l fertiger Nahrung. Bei älteren kann man auch statt ⅓ Milch Halbmilch verwenden. Diese wird in der oben beschriebenen Weise unter Verwendung von 6 % Malzextrakt und 5 % Weizenmehl hergestellt.

2. Malzsuppe nach Liebig
(in der Praxis kaum noch gebraucht).

Originalvorschrift: 15 g Weizenmehl werden mit 15 g Malzmehl (geschrotetes Malz, das auf der Kaffeemühle zu Mehl gemahlen ist) und 0,5 g Cal. bicarb. gemischt und unter Zusatz von 30 ccm Wasser und zuletzt von 150 ccm Milch unter ständigem Rühren auf kleiner Flamme so lange erhitzt, bis die Mischung dicklich wird; dann wird der Topf vom Feuer gezogen, 5 Minuten lang gerührt, wieder erhitzt usf., bis eine dünne Mischung erzielt ist. Das Ganze wird dann 4 Minuten lang gekocht.

3. Milchsäure-Malzmilch nach Rominger.

Zur Herstellung verwendet man das Säuglings-Malz der M. Töpfers' Trockenmilchwerke G. m. b. H., Böhlen b. Leipzig. Es handelt sich um eine Zweidrittelmilch, die mit ein Drittel 5%iger Mehlsuppe versetzt wird, die 4 % Säuglingsmalz und 3 % Kochzucker enthält.

Herstellung: ⅔ Liter abgekochte kalte Milch werden mit ⅓ l 5 %iger Weizenmehlsuppe, die aus 3 % Zucker unter ständigem Schlagen mit 4 % Malz (die Menge entspricht dem beigegebenen Meßgefäß) hergestellt ist, zusammengegeben. Das gesäuerte Malz darf nicht einfach in die warme Milch hineingeschüttet werden. Im allgemeinen erhalten gesunde Säuglinge von der Milchsäure-Malzmilch 100 g pro kg Körpergewicht, aber nicht mehr als 1 l Gesamtmenge in 24 Stunden.

Zusammensetzung: Eiweiß: 2,14 %, Fett: 1,96 %, Milchzucker: 4,46 %, Ges. Stickstoff: 0,34 %, Ges. Asche: 0,57 %, unlösl. Asche: 0,26 %, lösl. Asche: 0,31 %, Trockenmasse: 12,64 %, Wasser: 87,36 %, SH: 23,20 %.

Die Säuremalzmilch soll den Fehler der Säure-Vollmilchen, eine unnötige Belastung des wachsenden Organismus durch ein zu hohes Salzangebot, vermeiden und den Vorteil der Säuerung und Anreicherung mit 2 Kohlehydraten gewährleisten. Es wird damit in einfacher Weise eine Zweidrittel-Säuremilch, die mit 2 Kohlehydraten angereichert ist, hergestellt.

Man gibt im allgemeinen gesunden Flaschenkindern von der Milchsäuremalzmilch 150 g pro kg Körpergewicht, aber nicht mehr als 1 l Gesamtmenge in 24 Stunden. Der Kaloriengehalt der mit Mehlsuppe bereiteten Nahrung beträgt 70 Kalorien pro 100 g. Wie bei jeder künstlichen Ernährung mit Kuhmilch gibt man vom 2. Lebensmonat ab ein Rachitis-Schutzmittel oder vom 3. oder 4. Lebensmonat ab frischen Obstsaft zu. Wie bei den älteren Malzmilchen erzielt man mit diesem gesäuerten Malz eine recht gleichartige Säuregärung im Dickdarm. Die Nahrung eignet sich zur Dauernahrung beim gesunden Flaschenkind und als Heilnahrung bei der Dystrophie.

V. Einige seltener gebrauchte Diätmittel bzw. Diätverfahren für den Säugling.

1. Dubo-Nahrung nach Schick.

Dubo (Duplex bovinum) ist eine konzentrierte Nahrung, die in 1 l 1330 Kalorien, also etwa den doppelten Brennwert der Frauenmilch, besitzt. Sie besteht aus Vollmilch mit Zusatz von 17 % Koch- (Rüben-) Zucker, also gibt man z. B. zur Herstellung einer Tagesmenge von 200 ccm dieser Nahrung zu 200 ccm Vollmilch 34 g Zucker.

2. Buttermehlvollmilch nach Moro.

Je 100 ccm Vollmilch werden 5 g Butter, 3 g Weizenmehl und 7 g Rübenzucker während des Aufkochens und unter beständigem Rühren zugesetzt. Diese Nahrung wird ebenso hergestellt wie der auf Seite 30 aufgeführte Buttermehlvollmilchbrei, d. h. das Mehl wird mit der Milch glatt angerührt und zum Kochen gebracht, und erst dann werden Butter und Zucker hinzugegeben und die Nahrung unter vorsichtiger Vermeidung des Anbrennens 4 Minuten gekocht.

3. Ramogen nach Biedert.

Ramogen ist ein in Büchsen konserviertes Rahmpräparat. (Deutsche Milchwerke A.-G., Zwingenberg, Hessen.)

Herstellung der trinkfertigen Nahrung: Man verrührt das aus der Dose genommene Ramogen zunächst allein zu einem dünnen Brei und setzt ganz allmählich abgekochtes, noch heißes Wasser unter sorgfältigem Rühren zu, zuletzt das erforderliche Quantum abgekochter Milch. Auf je 100 g Ramogen nimmt man zweckmäßigerweise 400 ccm Wasser und 500 ccm Vollmilch.

Zusammensetzung: Eiweiß: 6,56 %, Fett: 16,05 %, Milchzucker: 9,90 %, Gesamtsalze: 1,53 %, Trockenmasse: 59,71 %, Wasser: 40,29 %. (Nach eigener Analyse der Kieler Univ.-Kinderklinik.)

4. Ölmilch nach Frontali.

Das Olivenöl wird einige Minuten erwärmt, die gleiche Menge Weizenmehl zugesetzt, unter Umrühren auf kleiner Flamme erhitzt, bis unter Erwärmung alles Öl vom Mehl aufgenommen ist. Dazu kommt die leicht erwärmte Nährzuckerlösung. Beides so lange auf kleiner Flamme erwärmen, bis vollkommene Mischung eingetreten ist. Hinzu kommt die gleiche Menge Milch.

Steigerung der Einbrenne von 5 % Öl, 6 % Mehl, 6 % Zucker auf 9 % Öl, 9 % Mehl, 9 % Zucker.

5. Molke.

Man unterscheidet die sog. süße Lab-Molke und die sog. Calcium-Molke. Die Molken werden wegen ihres Salzreichtums bei akuten Gewichtsverlusten, also besonders bei der Einleitung der diätetischen Behandlung akuter Ernährungsstörungen als Übergangsdiät verwandt. Zur Herstellung der Lab-Molke wird 1 l rohe Vollmilch im Wasserbad auf etwa 25° C angewärmt, mit 1 Eßlöffel Simons Labessenz oder 8—10 Meßlöffelchen Pegnin versetzt und schließlich vorsichtig auf 42° erwärmt. Nach Teilung von Käsegerinnsel und Molke, die nach Simons Labessenz sehr rasch, nach Pegnin erst nach Verlauf von etwa ¾ Stunden erfolgt, gibt man das Ganze durch ein Haarsieb und Tuch und läßt die Molke abtropfen. Diese Molke wird, je nach Vorschrift, mit Süßstoff versetzt, oder es wird „Molkensuppe" bereitet. Zur Herstellung von Calcium-Molke wird 1 l rohe Vollmilch mit 3—4 g Calcium lacticum einige Minuten aufgekocht. Das Fett-Käse-Gerinnsel fällt aus. Die Molke wird durch ein feines Tuch (Mull) abfiltriert. Man erhält aus 1 l Milch etwa ½ l Molke.

6. Molkensuppe.

500 ccm Molke werden dabei mit 5—10 g Mondamin oder Grieß angerührt und aufgekocht. Zum Schluß setzt man der Suppe meist Süßstoff nach Geschmack zu.

7. Quark.

2 l Milch (sauer), 1/8 l Sahne, Salz, Schnittlauch.

Herstellung: Die saure Milch wird an eine warme Herdstelle gestellt, bis sich der Käsestoff absondert und fest wird. Dann läßt man ihn auf ein Tuch oder im Beutel gut abtropfen, streicht ihn durch ein Sieb, verrührt ihn mit Sahne, Salz und gegebenenfalls etwas Schnittlauch. Im Winter kann man statt des Schnittlauches Kümmel verwenden.

8. Mandelmolkenmilch.

Zubereitung: 150 g süße Mandeln werden bei Zimmertemperatur in *kaltem* Wasser 12—24 Stunden hindurch stehengelassen, hierauf geschält und in einer (Brösel-) Mühle verrieben. Die so zerkleinerten Mandeln gibt man in einen Mörser und verrührt unter allmählichem Zusatz von 1 l Wasser den Mandelbrei ungefähr ½ Stunde lang. Das Verreiben wird erleichtert, wenn man in den Mörser etwas gewaschenen Kristallsand (Seesand) gibt. Die Mandelmilch wird durch ein Seihtuch filtriert und mit der gleichen Menge Calciummolke vermengt. Diese wird in der Weise gewonnen, daß man 1 l Magermilch erhitzt und vor dem Kochen 5 g Calcium lacticum zugibt und dann aufkocht, worauf die Milch gerinnt. Die durch Abseihen gewonnene Molke wird in folgender Weise verwendet: Zu 1 l Mandelmilch gibt man 1 l Calciamolke, 30 g Reis- oder Maismehl und 100 g Zucker. Nun wird das Ganze gut aufgekocht, wobei die Mandelmilch feinflockig gerinnt.

Statt der Mandelmilch kann auch die in den Apotheken erhältliche Emulsio amygdalarum dulcium verwendet werden, der man die gleiche Menge Molke mit dem oben angegebenen Quantum von Mehl und Zucker zusetzt.

9. Milchfreies Diätschema nach Stolte.

Älteren Säuglingen und Kleinkindern bietet man zweimal täglich dicklichen Brühreis mit etwa 10—15 g feingehacktem Fleisch, Leberpüree oder Kalbsbries an. Zweimal täglich erhalten die Kinder dann Butterbrot mit Teewurstbelag und gegebenenfalls noch eine Flasche mit 10%igem Reisschleim. Dazu täglich 2—3mal 1 Teelöffel eines Kalkpulvers.

Jüngeren Kindern kann man statt der Brotschnitten etwa 10 g feine Teewurst oder weiche Leberwurst reichen, die mit 20 bis 30 g Zwieback- oder Keksmehl vermengt sind, zu einem Brei verrührt, gegebenenfalls unter Zugabe von etwas Butter.

Als milchfreie Säuglingsnahrung in Konservenform sind folgende im Gebrauch:

a) Lactopriv (M. Töpfers Trockenmilchwerke, Böhlen bei Leipzig) stellt eine Sojabohnenkonservennahrung dar, die etwa zu gleichen Teilen Eiweiß und Kohlehydrate, ziemlich viel Fett und auch reichlich Salze, aber keine Milch enthält.

Zusammensetzung: Eiweiß: 33,73 %, Fett: 18,90 %, Milchzukker: 0, Gesamtsalze: 10,15 %, Trockenmasse: 95,50 %, Wasser: 4,50 %. (Nach eigener Analyse der Kieler Univ.-Kinderklinik.)

Herstellung: 15 g (= 2 gestrichene Eßlöffel) Lactopriv werden in 100 g kaltem Wasser angerührt und die Masse unter ständigem Rühren aufgekocht. Gleichzeitig setzt man 5—7 g Kochzucker oder Nährzucker zu. Älteren Säuglingen kann Lactopriv auch in Breiform verabreicht werden. Man nimmt dann 30 g auf 100 ccm Wasser. Bei länger als zweiwöchentlicher Verabreichung müssen Vitamine zugefüttert werden.

b) Sojabasan (Henselwerke Magstadt bei Stuttgart).

Herstellung: 13 g Sojabasan werden in Wasser verrührt und unter Zufügen von 7 g Kochzucker aufgekocht. Mit der doppelten Menge Sojabasan kann auch ein milchfreier Brei hergestellt werden.

Zusammensetzung: Eiweiß: 23,9 g%, Fett: 60,8 g%, Kohlehydrate: 9,6 g%.

c) Milchfreie Materna-Nahrung nach Brock und Freudenberg.

„Materna" (Nährmittel aus schlummernden Roggenkeimen des Chem. Werckes Dr. Klöpfer, Dresden).

Herstellung: 10 % „Materna", 5 % Kufeke Kindermehl, 5 % Alete-Nährzucker und 0,7 % Calciumlacticum.

10. Apfeldiät nach Heisler und Moro.

Für Säuglinge wird am besten die folgende Apfelsuppe verwendet: Rohe Äpfel werden mit der Schale, jedoch ohne Kerne und Kerngehäuse auf einer Glasreibe geschabt. 100 Teile solcher Art geschabte Äpfel, 50 Teile Tee und 50 Teile Ringerlösung werden gut vermischt und je nach Verordnung mit Nährzucker

(5 %) versetzt. Vor der Fütterung muß die Flasche auf Körpertemperatur erwärmt und gut durchgeschüttelt werden.

Werden Äpfel verwendet, die bereits an Saft verloren haben (Frühjahr!), so nimmt man auf 50 g Äpfel 100—150 ccm Verdünnungsflüssigkeit. Als Apfelkonserve kommen für Säuglinge folgende Präparate in Frage:

a) Aplona („Rhenania", Pharmazeutische Abteilung der Kali-Chemie-A.-G., Berlin-Niederschönweide) stellt ein Apfelpulver zur Zubereitung von Apfelsuppe unter Kontrolle der Münchener Univ.-Kinderklinik nach Wiskott dar.

Herstellung: 1 gehäufter Teelöffel oder 2 gestrichene Teelöffel = 4 g Aplona werden mit 100 g Flüssigkeit (1 Teetasse) angerührt. Man nimmt hierzu abgekochtes Wasser, dünnen schwarzen Tee oder Kamillentee, Reis- oder Haferschleim. Kein Zuckerzusatz. Die Aplonaaufschwemmung muß jedesmal frisch bereitet werden. Aplona darf nicht gekocht werden.

Für ältere Kinder eignet sich eine 8%ige Aufschwemmung des Apfelpulvers, gegebenenfalls ein Brei. Hier kommt auch Zuckerzusatz in Frage.

Dosierung: Tagesdosis für Säugling und Kleinkind 20—35 g (5—9 gehäufte Teelöffel voll), für ältere Kinder und Erwachsene 15—40 g (2—3 gehäufte Eßlöffel voll).

b) Santuron: Flüssiges und in Pulverform hergestelltes Pectin-Präparat (Turon-Gesellschaft für pharmazeutische Präparate m. b. H., Frankfurt a. M., Bockenheimer Landstraße 136). Das flüssige Präparat stellt eine 16%ige Lösung reinen Apfelpektins dar.

c) Vollkornschrot-Rohapfelbrei. 200 ccm Wasser, 30 g Steinmetz-Weizenvollkornschrot (grob), 20 g Zucker, 100 g geriebene rohe Äpfel (evtl. noch 3—4 Teelöffel Zitronensaft).

Das gesiebte Schrot mit etwas Wasser glatt anrühren und mit dem Zucker in das übrige kochende Wasser geben und unter Rühren 3 Minuten kochen. Die auf der Glasreibe geriebenen Äpfel werden zu gleichen Teilen mit dem Brei gut vermischt. Die Zugabe von Zitronensaft während des Reibens verhindert das Braunwerden des Apfels und dient gleichzeitig als Vitamin-C-Quelle.

11. Milchsäurevollmilch-Grieß- (Mondamin-) Brei.

Besonders geeignet für darmempfindliche ältere Säuglinge. Auch als Übergangsdiät nach reiner Apfeldiät (siehe unten) anzuwenden. (Eigene Erfahrungen an der Grazer Kinderklinik.)

Herstellung: 1 l Vollmilch, 10 % Grieß (Mondamin), 8 ccm 75proz. Milchsäure, 5 % Nährzucker, Süßstoff. Die kalte, rohe Vollmilch wird, mit 8 ccm 75proz. Milchsäure versetzt, auf die Flamme gestellt. Bei Erwärmung auf etwa 40—50° beginnt der zähflüssige Kaseinklumpen auszufallen. Ohne diesen Prozeß irgendwie (Schlagen oder Sprudeln) zu beeinflussen, läßt man die Masse knapp bis zum Aufkochen kommen. Jetzt lösen einige kräftige Schläge mit der Schneerute die Klumpen ohne weiteres wieder auf und nach 1, höchstens 1½ Minuten stellt die Milch dieselbe homogene Masse dar wie zu Beginn des Kochens. In die aufkochende Milch werden 100 g Grieß (Maismehl) langsam eingesprudelt. Ganz feinen Grieß läßt man am besten nur 3—4mal überwallen (1½—2 Minuten), gröberen muß man 5—7 Minuten lang einkochen lassen. Außerdem wird nach Bedarf Nährzuckerlösung oder Süßstoff zugesetzt (auf je 200 g 1 Süßstofftablette).

12. Eisuppe nach Stoeltzner.

Diese Suppe dient zur Auffütterung von Frühgeborenen, schwächlichen Neugeborenen und Dystrophikern.

Herstellung: 10 g Mondamin mit ½ l Wasser kochen, dann ½ l frische Milch mit 60 g Kinderzucker zufügen. Das Ganze kurz aufkochen. Die heiße, aber nicht mehr kochende Milchmischung wird dann in kleinen Portionen nach und nach einem vorher gut verquirlten Ei unter fortgesetztem Quirlen zugefügt, dann durchsieben, tief kühlen und kalt aufbewahren.

Zusammensetzung: Eiweiß: 1,9 %, Fett: 2,5 %, Kohlehydrate: 9,5 %, Kalorien 70

13. Milchzucker-Karamel-Nahrung nach Ernst Müller.

Diese Nahrung stellt eine gesäuerte und fettangereicherte Milch mit Milchzucker in Karamelform dar. Hierbei wird die leichte Erhitzbarkeit des Butterfettes in der Einbrenne ausgenutzt zur Karamelisierung des Milchzuckers, um dadurch seine biologische Wirkungskraft zu steigern und seine Verträglichkeit im Fettmilieu zu erhöhen. Die Nahrung eignet sich zur Aufzucht gesunder Säuglinge mit Ausnahme solcher Kinder, die sich als besonders fettempfindlich erweisen. Gegenanzeige: Akute Ernährungsstörungen, erhebliche Hydrolabilität, Neigung zu Durchfällen und Zeichen der Verdauungsschwäche.

Herstellung: Halbmilch-Reisschleim mit 3,5 % Butter und Milchzucker. Statt 10 % Reisschleim kann auch 2 % Mondaminsuppe zur Verdünnung verwandt werden.

35 g Butter werden in einer Pfanne erhitzt, bis die niederen Fettsäuren verdampft sind, dann wird die abgewogene Zuckermenge hinzugetan. Zucker und Butter werden so lange in der Pfanne gerührt, bis eine deutliche Karamelisierung, kenntlich an der braunen Farbe, eingetreten ist. Darauf abschrecken mit 1000 g Halbmilch. Nach schneller Abkühlung im Eisschrank 4 Teelöffel Zitronensaft hinzufügen. Falls notwendig, mit Süßstoff nachsüßen.

14. Kefir.

Herstellung: 1 l Vollmilch wird abgekocht, heiß in einen sauberen Porzellan- oder Aluminiumtopf gegossen und bis auf Zimmertemperatur (etwa 20° C) abgekühlt. Hierauf werden die Kefirpilze aus dem Versandfläschchen entnommen und eingesät (z. B. Kefirpilze der Forschungsanstalt für Milchwirtschaft, Kiel, Prüne 48), und das Gefäß wird mit einem Deckel verschlossen und bei Zimmertemperatur 24—30 Stunden aufgestellt. Die Gerinnung und Gärung tritt, je nach der verwandten Pilzkultur, nach kürzerer oder längerer Zeit ein. Die Pilze werden dann mittels eines nicht zu weiten Siebes, am besten eines Teesiebes, abgetrennt und in die weiter zu Kefir zu vergärende Milch eingebracht. Die von den Pilzen befreite Milch kann als junger Kefir von mildem Geschmack schon verfüttert werden; es empfiehlt sich aber, ihn unter sorgfältigem Verschluß in einer Flasche noch wiederholt durchzuschütteln, um ihn nachgären zu lassen. Die Flaschengärung kann man, je nach Geschmack und Absicht, ½—3 Tage währen lassen. Bei kurzer Nachgärung ist der Kefir milde und süß, bei langer stark sauer und schäumend.

Ist der Kefir zu sauer geworden, so wird er mit abgekochter und abgekühlter Milch versetzt, bis der gewünschte Geschmack erreicht ist.

Eine Herstellung von Kefir aus getrockneten Kefirkörnern oder Kefir-Pilzknollen ist zwar einfacher, aber ergibt keine so wohlschmeckende Kefirmilch.

15. Yoghurt-Milch.

Yoghurt-Reinkulturen können z. B. aus der Forschungsanstalt für Milchwirtschaft in Kiel, Prüne 48, bezogen werden.

Herstellung? 1 Liter Milch wird abgekocht, auf 45° C abkühlen lassen und dann mit 20 g der Kultur vom Tage vorher versetzt. Man läßt dann die Milch 3 Stunden im Wasserbad bei 45° C stehen und bringt sie in den Kühlschrank. Der beste Säuregrad liegt etwa bei 38 Soxhlet-Henkel. Die Einsaat für die nächste in Yoghurt zu verwandelnde Milch beträgt etwa 2 Eßlöffel.

16. Reformyoghurt (= Acidophilusmilch).

Es handelt sich um eine Milch, die durch Acidophilusbazillen, die aus menschendarmeigenen Stämmen gezüchtet sind, nach Art der Yoghurtmilch zur Gerinnung und Säuerung gebracht wird. Diese Acidophilusmilch wird in Deutschland auch als Reformyoghurt bezeichnet. Um zu verhüten, daß die Milch durch die Yoghurtmilchsäurebakterien schleimig wird und um ihr ein besseres Aroma zu verschaffen, enthält die Einsaatkultur außer Acidophilusbakterien noch den harmlosen Streptococcus thermophilus.

Herstellung: ½—1 l Milch wird in einem Kochtopf einmal kurz aufgekocht und dann in noch heißem Zustand in einen sauberen Jenaer Glaskolben gegossen, der mit einem Wattestopfen verschlossen wird. Durch Einstellen in kaltes Wasser wird die Milch möglichst schnell auf 37 Grad abgekühlt, dann mit der Impfkultur (Reformyoghurtkultur aus der Versuchs- und Forschungsanstalt für Milchwirtschaft, Kiel) versetzt, umgeschüttelt und bei 37° im Wasserbad bis zur Gerinnung (12—24 Stunden) aufbewahrt. Kühlstellen bis zum Genuß. Die so hergestellte Acidophilusmilch enthält bei gleichmäßigem Sauerwerden und Geschmack fast stets die richtige Milchsäurebakterienflora. Der Sicherheit halber empfiehlt es sich, namentlich bei der Herstellung im großen, etwa alle 8 Tage eine neue Kieler Kultur zu verwenden oder die Milch bakteriologisch zu überprüfen.

17. Bessau'sche Bifidus-Nahrung.

Es handelt sich um eine mit Milchsäure oder Zitronensäure gesäuerte Eindrittelmilch mit 10 % Milchzucker.

1. 20 g Mondamin werden mit 350 ccm Vollmilch 2—3 Minuten aufgekocht, dann auf 40° C abkühlen lassen, 50 g einer 5%igen Zitronensäurelösung hinzufügen und 0,5 g Pepsin DAB 6. 3 Stunden bei 40° C verdauen lassen.

2. 10 ccm n/1 Na OH und 50 ccm Wasser vermischen und darin 0,2 g Cystin (linksdrehend) auflösen.

3. 5 g Sesamöl in 15 g Eigelb verrühren.

4. 400 g Milchzucker in 500 ccm Wasser auflösen und eine halbe Stunde kochen lassen.

1 und 2, dann 3 und 4 mit Wasser ad 1000,0 sterilisieren, abkühlen lassen und 100 mg Askorbinsäure hinzufügen.

Die Nahrung enthält etwa: 1,3 % Eiweiß, 2,1 % Fett, 13,0 % K.H. Sie ist von Bessau in der Absicht hergestellt worden, alle uns bekannten Faktoren, die die Bifidusflora im Darm begünstigen, heranzuziehen in der Überzeugung, daß zwischen Bifidusflora und dem Gedeihen der Säuglinge Beziehungen bestehen.

3. Kalorientabelle.

(Säuglingsnahrungen.)

Milch:

100 g enthalten	Eiw.	Fett	KH.	Kalorien
Frauenmilch	1,3	3,8	6,8	70
Kuhmilch	3,4	3,6	4,8	65
Ziegenmilch	3,6	3,9	4,7	70
Magermilch (zentrifugiert)	3,7	0,2	4,8	37

Trockenmilch

100 g trinkfertige Nahrung enthalten	Eiw.	Fett	KH.	Kalorien
Edelweißvollmilch	3,2	3,5	4,8	65
Satta	5,0	5,2	7,9	101

Verdünnungsflüssigkeiten

	Eiw.	Fett	KH.	Kalorien
50 % Zuckerlösung	0	0	49,8	205
3 % Haferflockenschleim	0,5	0,2	3,0	9
10 % Reisschleim	0,79	0,05	7,7	36
2 % Reisschleim	0,2	0,01	1,5	7
5 % Mehlabkochung, Weizenmehl fein	0,58	0,08	3,6	18

Milchmischungen

	Eiw.	Fett	KH.	Kalorien
I : II mit 10% Reisschleim u. 7% NZ.	—	—	—	72
I : I mit 3 % Haferschleim u. 5 % Z.	1,95	1,3	8,4	58
II : I mit 10% Reisschleim u. 5% NZ.	2,4	0,31	10,6	75
I : I mit 5 % Mehl u. 5 % Zucker	1,99	1,84	9,2	63
II : I mit 5 % Mehl u. 5 % Zucker	2,39	2,32	9,28	70

Sauermilch:

100 g trinkfertige Nahrung enthalten	Eiw.	Fett	KH.	Kalorien
Sä-Sa nach Rominger	3,2	3,32	12,8	91
Pelargon	2,8	3,1	10,1	81
Milchsäure-Vollmilch	3,4	3,6	12,3	98
Milchsäure-Magermilch	3,7	0,2	11,5	64
Zitronensäure-Vollmilch	3,4	3,6	10,8	92
Alete-Milch	2,8	3,1	10,2	82
Salzsäure-Milch nach Scheer (Cutanmilch)	2,9	2,7	4,2	54
Buttermilch:				
Buttermilch ohne Zusätze	3,7	0,7	3,7	37
Holländische Anfangsnahrung	3,4	1,6	3,5	33
Normalbuttermilch	2,9	1,5	4,6	45
Holländische Säuglingsnahrung	2,6	0,5	7,7	47
Eledon	3,1	1,4	3,8	41 u. 5 % NZ. = 61
Edelweißbuttermilch	3,0	1,6	3,9	43 u. 5 % NZ. = 63
Sattabon	3,3	1,8	3,7	45 u. 5 % NZ. = 65
„Wir Zwei"	3,1	1,4	3,7	40 u. 5 % NZ. = 60
Milchflaschenbreinahrungen und Milchbreinahrungen:				
Vollmilchmondaminflaschenbrei	3,4	3,6	11,8	97
Halbmilchmondaminflaschenbrei	1,7	1,8	9,4	63
Zweidrittelmondaminflaschenbrei	2,2	2,2	10,0	70
Vollmilchgrießflaschenbrei	3,4	3,6	12,0	93
Halbmilchgrießflaschenbrei	1,7	1,8	9,6	64
Milchflaschenbreinahrungen und Milchbreinahrungen:				
Zweidrittelmilchgrießflaschenbrei	2,2	2,2	10,2	70
Vollmilchflaschenzwiebackbrei	3,4	3,6	11,8	96
Halbmilchflaschenzwiebackbrei	1,4	1,8	9,4	61
Halbmilchkeksmehlflasche	1,7	1,8	13,8	80
Zweidrittelkeksmehlflasche	2,2	2,2	14,4	89
Tassenbreinahrungen:				
Vollmilchmondamintassenbrei	3,4	3,6	16,9	116
Halbmilchmondamintassenbrei	1,7	1,8	14,5	83
Zweidrittelmondamintassenbrei	2,2	2,2	15,1	91
Buttermehlvollmilchbrei nach Moro	4,2	7,7	14,8	149
Nordisches Blaupunkt	3,48	3,76	16,52	116,3
Grünpunkt-Kraftnahrung	3,48	3,76	16,52	116,3
Weizensüß-Brei	3,13	3,68	6,55	79,52
Gerstenschleim	24,6	0,48	13,76	71
Gemüse und Obstsäfte:				
Gemüsebrei und 10 g Butter	1,1	4,6	7,7	78
Karottensuppe nach Moro	1,0	1,0	3,9	29
Säuglingsgemüse mit Nährzucker				70
Zitronensaft und 25 g Zucker	0,3		2,7	37
Apfelsinensaft	0,8		12,6	65
Johannisbeersaft	1,3		7,5	36
Weintraubensaft	0,7		17,7	65
Tomatensaft und 10 g Zucker	0,7		12,4	22

Buttermehleinbrennen:
(Czerny-Kleinschmidt)

100 g fertige Nahrung enthalten	Eiw.	Fett	KH.	Kalorien
⅓ Czerny VII (7 % Butter, 7 % Mehl, 5 % Zucker)	7,6	13,2	19,6	234
½ Czerny V (5 % Butter, 5 % Mehl, 4 % Zucker)	6,03	11,76	27,6	244
⅔ Czerny V (5 % Butter, 5 % Mehl, 4 % Zucker)	4,64	12,13	20,11	214

Eiweißmilch:

100 g enthalten	Eiw.	Fett	KH.	Kalorien
Orig.-Eiweißmilch nach Finkelstein u. L. F. Meyer	4,25	3,95	6,65	81 u. 5 % NZ. = 101
Eiweißmilchkonserve	Laut Fabrikangabe			88
Konzentrierte Eiweißmilch				60 u. 5 % NZ. = 80
Larosanmilch nach Stoeltzner	22,9	3,6	4,8	147
Eiweißmehlsuppe (Lactana)	1,99	1,94	9,2	53

Malzsuppennahrungen:

	Eiw.	Fett	KH.	Kalorien
Malzsuppe nach Keller	2,0	1,1	9,11	55
Malzsuppe nach Liebig	4,86	3,76	17,2	125
Milchsäure-Malzmilch nach Rominger	2,2	2,7	9,4	70

Einige besondere diätetische Säuglingsnahrungen:

	Eiw.	Fett	KH.	Kalorien
Dubo-Nahrung nach Schick	3,4	3,6	21,8	137
Buttermehlvollmilch nach Moro	3,7	7,82	14,04	145
Ramogen nach Biedert	2,3	3,4	5,9	65
Molke ohne Zusatz	0,3	0,1	5,9	26
Molkensuppe	0,3	0,1	8,6	37
Mandelmolkenmilch	0,4	0,5	19,7	87
Milchfreies Diätschema n. Stolte	9,8	2,8	42,4	240
Lactropriv	5,2	3,1	9,8	90
Apfeldiät nach Heisler u. Moro	0,2	0,3	6,7	31
Milchsäurevollmilchgrießbrei	4,5	3,8	17,0	123
Milchzucker-Karamel-Nahrung nach Ernst Müller	2,11	4,72	11,22	98
Kefir	3,1	3,1	2,7	66
Joghurt	3,3	2,8	3,9	66
Reformjoghurt-Acodophilusmilch				66
Buka	3,47	7,8	17,01	156,5
Moro	4,02	7,87	15,64	143,05
Süße Eiweißmilch mit Magermilch	4,1	37,0	41,99	800,5

Nahrungen für das Kleinkind und Schulkind.

C. Kleinkindernahrung.

Während heutzutage, man kann fast sagen, jedermann weiß, wie wichtig es ist, den Säugling sachgemäß zu ernähren, ist die Bedeutung der richtigen Ernährung des Kleinkindes noch in vielen Kreisen der Bevölkerung zu wenig erkannt. Das mag daran liegen, daß die Folgen von Ernährungsfehlern in dieser Altersstufe keine so offensichtlich schlimmen mehr sind, obgleich gerade der Fachmann weiß, daß sie die Grundlage sehr vieler krankhafter Zustände bilden. Während also heute, im Gegensatz zu früherer Zeit, die Überfütterung beim Säugling keine so große Rolle mehr spielt, so ist sie neuerdings in drei Formen beim Kleinkinde anzutreffen. In der einen wird in fehlerhafter Weise das Kleinkind noch immer wie ein älterer Säugling mit Milch-Mehl-Brei-Nahrung, püriertem Gemüse und dazu mit Gebäck und Süßigkeiten im Übermaß gefüttert, während Kartoffeln, gröbere Gemüse, Eier und Fleisch gemieden werden. Vor Fleischnahrung besteht vielfach eine übertriebene Angst. Eine zweite Art der Überernährung trifft man bei Kleinkindern von „Reformköstlern" an. Diese bekommen alle möglichen teueren Ersatzpräparate für die einfachen Nahrungsmittel in Form von Fertigpräparaten aus Vollkorn, keimenden Getreidearten, Malz- und Kalkpräparaten, Pflanzenölen und Mischpräparate aus Mehl, Trockenmilch und den verschiedensten Zusätzen. Die Eltern geben sich auch in Notzeiten oft die größte Mühe, den Kleinkindern vitaminisierte Obst- und Gemüsepräparate zu verschaffen, obgleich bisher ein Vorteil solcher fabriktechnisch hergestellter Kunstprodukte, von denen behauptet wird, daß sie wichtige Ergänzungsstoffe enthielten oder daß sie solche Stoffe in naturgebundener Form enthielten, in der praktischen Ernährung nicht zu beobachten ist. Ähnliches gilt vom Bienenhonig, der sich einer ganz besonderen Hochschätzung als sog. natürliches Nahrungsmittel erfreut. Man kann darin aber mit den bisherigen Methoden irgendwelchen besonderen Nährwert oder gar Vitamingehalt nicht nachweisen. Es handelt sich hier um nichts anderes, als eine neue Moderichtung einer Luxusernährung. Neuerdings wird schließlich in einer dritten Gruppe von Fällen eine einseitige Überfütterung getrieben in der Annahme, daß das möglichst am besten ernährte Kind auch am meisten gegen Krankheiten geschützt sei. Eine solche Überfütterung, mit was sie auch immer durchgeführt wird, bedeutet aber keine Verbesserung, sondern eher eine Verschlechterung in der allgemeinen Körperbeschaffenheit und damit auch in der Widerstandsfähigkeit gegenüber Krankheiten. Vom Handel, der davon Vorteile hat, wird z. B. das Obst wegen seines Vitamingehaltes als eines der Hauptnahrungsmittel für die Kinder angepriesen, und es werden die Eltern, die ihren Kindern das Beste an Nahrung zukommen lassen wollen, dazu veranlaßt, schon den Kleinkindern täglich große Mengen von oft sehr teuren, meistens noch dazu ausländischen Früchten zu füttern. So kommt es, daß viele Kinder mit Früchten und Süßigkeiten einseitig ernährt, von Fett und tierischem Eiweiß zu wenig erhalten und appetitlos werden.

Die leitenden Grundsätze bei der Ernährung des gesunden Kleinkindes sind die folgenden: Vor allem ist der Milchgenuß, im Gegensatz zum Säuglingsalter, herabzusetzen; an Stelle der sozusagen konzentrierten, hochwertigen einförmigen Nahrung des Säuglings soll eine gemischte Zufuhr von verschiedenen, weniger hochwertigen Nährstoffträgern treten. Schon das 1½ Jahre alte Kind, bei dem nur das Milchgebiß vorhanden ist, ist fähig, gröbere Speisen zu zermahlen und zeigt einen ausgesprochenen Willen zur Nahrungsauswahl und zur Kostabwechslung. Es d a r f deshalb nicht nur, sondern s o l l eine appetitanregende und das Kauen fördernde gröbere Nahrung vorgesetzt bekommen. An die Stelle der Milch treten Gemüse- und Kartoffelkost, Fleisch und Mehlspeisen. Beim älteren Kleinkinde können auch schon Salate gegeben werden. Ferner reicht man den jungen Kindern Suppen und schließlich Milchprodukte in verschiedenster Form, also Butter, Sahne, Quark, Käse usf. Die Milch selbst wird zur Nebenkost. Sie beim Kleinkinde ganz fortzulassen, ist, abgesehen von bestimmten Krankendiäten, ebenfalls eine Übertreibung. Unter keinen Umständen darf, wie es oftmals aus Bequemlichkeit oder im Anschluß an eine Krankheit geschieht, den Kindern nochmals, wie einem Säugling, die Flasche gereicht werden. Niemals soll die Milch als Getränk zu den Hauptmahlzeiten verabfolgt werden, da sonst das Kind in der Hauptsache die Milch und nur wenig von den anderen Speisen zu sich nimmt oder neben diesen mit der Milch überfüttert wird. Im allgemeinen soll man beim Kleinkinde nicht mehr als ½ l Vollmilch am Tage (Frühstück und Vesper) insgesamt reichen und zu den an einzelnen Tagen noch daneben zu verfütternden Speisen höchstens ¼ l verbrauchen. Von großer Bedeutung sind naturgemäß in diesem Alter die Süßspeisen, die zweckmäßigerweise nach süddeutscher Sitte am Ende der Mahlzeit gegeben werden, um den Appetit bis zum Ende der Mahlzeit wachzuhalten. Wichtig ist auch die genaue Einhaltung der Eßzeiten, zwischen denen das Kind nichts — also keine Süßigkeiten, Schokolade, Keks, auch kein Obst und kein Getränk — abgesehen von „Ausnahmeanlässen" (!) — erhalten darf. Beim Kleinkinde soll durch vernünftige Anordnung seines Tageslaufes, also seiner Schlafzeiten, seiner Essenszeiten, der Bewegung in frischer Luft und der geistigen Beschäftigung und Ablenkung im Spiel, die natürlich Eßlust hervorgerufen und unterhalten werden. In keinem Falle soll die Mutter mit dem Kinde viel vom Essen oder Nichtessen reden, es zum Essen drängen, dabei schelten oder loben, ihr großes Interesse daran ob es auch genug und reichlich gegessen hat, zeigen, sondern sie soll ihm eine angemessene, eher zunächst zu kleine Portion auf einem kleinen Teller vorsetzen in der bestimmten, das Kind überzeugenden Erwartung, daß es alles aufessen werde. Bei vernünftiger Fütterungstechnik und scheinbarer Uninteressiertheit der Erwachsenen wird das gesunde Keinkind dann von selbst den ihm zugedachten Rest der Speisen nachverlangen. Wenn man auch im allgemeinen darauf halten wird, daß sich das Kleinkind zu jeder Mahlzeit richtig an den Tisch setzt, sich manierlich zu benehmen und mit Löffel und Gabel selbst essen lernt und sich während der Mahlzeiten wirklich nur dem Essen widmet, so empfiehlt es sich doch andererseits bei vielen lebhaften Kindern, anfangs die Umständlichkeiten nicht zu übertreiben, da man sonst den Kindern die Lust am Essen nimmt. Es schadet ja auch nichts, wenn das junge Kleinkind durch Ungeschicklichkeit sich beim Essen das Gesicht verschmiert und die Speisen in der Umgebung verstreut. Erst vom zweiten Jahr ab lernt das Kind manierlich mit dem Löffel zu essen und legt die Ungeschicklichkeit und Unsauberkeit allmählich ab.

Die Mutter möge sich immer vor Augen halten, daß auch schon ganz junge Kinder einen sehr fein entwickelten Geschmackssinn entwickelt haben. Sie erkennen schon Unterschiede in der Herstellung der Speisen, wie es ihnen mancher Erwachsene, der nicht mit Kindern umzugehen hat, gar nicht zutraut. Zweifellos spielt dabei der Geruchssinn und der Gesichtssinn eine wichtige Rolle. Viel mehr als der Erwachsene „beriecht" das Kind die Nahrung und weigert sich u. U., eine fade oder säuerlich oder sonstwie riechende Nahrung zu sich zu nehmen, was für den dabei stehenden Erwachsenen unverständlich ist. Das Kind sieht die Nahrung auch sehr genau an und man wird mit Vorteil alle die kleinen Hilfsmittel anwenden, die eine Speise hübsch und ansehnlich machen.

Man kann im allgemeinen folgende Gruppen von Kleinkindern unterscheiden: Einmal solche, die von der Säuglingszeit ab sozusagen alles essen, was man ihnen hinstellt. Eine zweite Gruppe von Kindern geht nur allmählich auch an ihnen bisher unbekannte Gerichte heran und kommt sozusagen erst allmählich hinter den Geschmack der Speisen. Eine dritte Gruppe besteht aus den Kindern, die sich am liebsten nur von 2—3 Gerichten ernähren würden und die anderen nur essen, weil es die Umgebung tut. Man kann dabei aber auch nach längerer Beobachtungszeit feststellen, daß sie eigentlich nie mit Lust essen. Hierunter gehören die Kinder, mit denen man Schwierigkeiten hat bei der Gemüseernährung. Sie wollen am liebsten nur von Milch, Kaffee und Brot leben. Bei anderen dieser Gruppe kommt man schließlich zu der Feststellung, daß sie eigentlich schon einen Erwachsenen-Geschmack haben. Sie lehnen Milchbreie und Kleinkindergerichte ab und sind mehr zu haben für Gewürztes, Gesalzenes, das, was man auch „deftige" Kost nennt.

Beim gesunden Kleinkind kommt man in Notzeiten mit 3 Mahlzeiten aus. Besser ist es aber, ihm 5mal am Tage Nahrung zu geben, und bei schwächlichen und kranken Kindern hat man nur mit häufigeren und kleineren Mahlzeiten Erfolg. Nur das schwächliche oder kranke Kind braucht etwa 5 Mahlzeiten. Nur, solange das Kind noch nicht richtig kauen kann, muß die Nahrung zerkleinert, zerdrückt oder gar püriert werden. Um die Eßlust zu fördern, ist es aber dringend empfehlenswert, das Kind daran zu gewöhnen, frühzeitig zu kauen und schließlich auch die Nahrung selbst zu zerkleinern, was ihm gewöhnlich Freude macht. In keinem Fall soll man länger als nötig bei halbflüssiger Nahrung bleiben oder gar bei pürierter und gesiebter Nahrung. Man vermeide es peinlich, junge Kinder zu heiß zu füttern, weil sie dann eine Art Angst vor diesem Gericht bekommen und es lange Zeit nicht mehr nehmen wollen. Eine besondere Auswahl der Fleischsorten ist auch für das Kleinkind nicht wichtig. Es verträgt alle Arten, also z. B. Wild, Geflügel, Kalb, Rind und Schwein usf. Auch ist nichts gegen die bei Kindern so beliebten Würstchen einzuwenden. Bei der Verfütterung von Obst an Kleinkinder achte man darauf, ihnen nicht solche Obstarten zu geben, an denen sich das junge Kind verschlucken kann, z. B. Nüsse. Auch Steinobst muß natürlich entkernt werden. Schalen von Stachelbeeren und Weintrauben werden am besten entfernt. Es empfiehlt sich auch, nur geschälte Birnen zu verfüttern, da im allgemeinen in der Birnenschale Stoffe enthalten sind, gegen die das Kind sich als überempfindlich erweist. Rhabarber und unreife Stachelbeeren dürfen natürlich nur gekocht gegeben werden. Mangel an Appetit, Unlust beim Essen, ja Verweigerung der Nahrungsaufnahme spielen in allen Altersstufen der Kindheit, namentlich aber beim Kleinkind, eine wichtige Rolle und können die Diätetik vor die allerschwierigsten Aufgaben stellen. Abgesehen von einigen organischen Ursachen, namentlich Infekten und Gebißanomalien, spielen manchmal wunderliche Formen von Pflege- und Erziehungsfehlern eine wichtige Rolle. Um diesen Fehlern vorzubeugen, empfiehlt sich etwa folgendes Verhalten: Nicht nur Säuglingen, sondern auch Kleinkindern und Schulkindern sollen die Mahlzeiten nur in regelmäßigen Abständen ohne jede Zwischenfütterung angeboten werden. Man reicht keine Milch und keine Näschereien zwischen den Mahlzeiten! Obst und Süßigkeiten gibt man am besten *nach* den Mahlzeiten. Als Zwischenmahlzeit sind zu große Obstportionen nicht empfehlenswert, da sie natürlich den Appetit vermindern. Auch schon Kleinkinder jenseits des zweiten Lebensjahres sollen allein essen und nach Möglichkeit bei Tisch mit den Eltern oder anderen Kindern mitessen. Keine Strenge bei Ungeschicklichkeit beim Selbstessen! Kein dauerndes Zureden! Keine Strafandrohung, keine Belobung!

Scheinbare Nichtbeachtung dessen, was das Kind ißt. Über Launenhaftigkeit gegenüber bestimmten Speisen hinwegsehen, aber auch nicht zulassen, daß das Kind sich immer nur von einem Nahrungsmittel sättigt, so z. B. von Butterbrot oder Milch oder Butter im Übermaß u. a. m. Andererseits ist ein bestimmter Widerwille, z. B. gegen Blutwurst, Geflügel, Fisch und dergleichen, zunächst zu berücksichtigen. Keinesfalls soll das appetitlose Kind vor die Wahl gestellt werden, ob es diese oder jene Speise lieber essen mag. Empfehlenswert ist das Vorsetzen von eher zu kleinen als zu großen Einzelportionen. Verlangt das Kind mehr nach, als es vermutlich leicht bezwingt, so soll ihm nicht aus Freude darüber, daß es nun tüchtig essen will, dieses Zuviel gegeben werden.

Die Kost selbst soll bei diesen appetitlosen Kindern nicht zu kompliziert und besonders lecker sein, sondern etwa dem Alter entsprechen. Jede einseitige, besonders hochwertige, etwa der Krankenkost entsprechende Überernährung (besonders mit Fett, z. B. Butter und Speck, oder mit Eiweiß, z. B. Ei, Milch, Sahne, Gebäck) muß vermieden werden. Andererseits ist durch vernünftige Abwechslung, namentlich durch Einfügung von appetitanregenden, kalorienarmen Zusätzen wie Gurke, Radies, Tomate u. s. f. die Eßlust zu steigern. Im besonderen Fall wird man dies leichter erreichen durch eine Ernährung, die einem etwas älteren Kind, als der Patient es ist, entspricht.

Im allgemeinen empfiehlt es sich beim jungen Kleinkind, den Appetit dadurch zu fördern, daß man ihm, wenn es möglich ist, zwei Gerichte nebeneinander oder durcheinander füttert nach Art der chinesischen Mahlzeit. Man gibt also dem Kind bald einen Löffel Gemüse, dann Brei, dann etwas Kartoffelmus oder Kompott und erreicht auf diese Weise, daß es viel mehr ißt, als wenn man diese Gerichte hintereinander füttert. Diese Art der Fütterung muß natürlich immer nur eine Ausnahme bleiben. In jedem Fall soll dem, was das nicht kranke Kind ißt, nur eben die notwendige Aufmerksamkeit von seiten der Erwachsenen geschenkt werden, damit es sich nicht als Hauptperson bei den Mahlzeiten fühlt.

4. Der Nahrungsbedarf des Kleinkindes.

Bei der Berechnung des Nahrungsbedarfs des gesunden Kleinkindes ergeben sich gegenüber den für den Erwachsenen geltenden Grundsätzen ganz wesentliche Unterschiede. Während der Erwachsene die mit der Nahrung aufgenommene Energie in der Hauptsache zur Bestreitung von Muskelarbeit, Drüsenfunktionen und zur Erhaltung einer gleichmäßigen Körpertemperatur verbraucht, kommen für den kindlichen Organismus noch die Wachstumleistungen, also der Ansatz von Körpergewebe, als Ursache weiteren Kraftverbrauches hinzu. Außerdem ist der höhere Bewegungsdrang und raschere Bewegungsablauf beim jungen Kinde mit in Rechnung zu stellen. Zur richtigen Ernährung des Kleinkindes müssen daher pro Kilogramm Körpergewicht wesentlich größere Kalorienmengen verabreicht werden als beim ausgewachsenen Individuum.

Der tägliche Kaloriengehalt für das gesunde Kleinkind in den einzelnen Altersstufen ist der folgende:

1 Jahr:	850	Kalorien, also etwa	85	pro Kilogramm	Körpergewicht
2 Jahre:	925	,, ,, ,,	75	,, ,,	,,
3 Jahre:	1050	,, ,, ,,	75	,, ,,	,,
4 Jahre:	1300	,, ,, ,,	75	,, ,,	,,
5 Jahre:	1300	,, ,, ,,	75	,, ,,	,,
6 Jahre:	1350	,, ,, ,,	70	,, ,,	,,

Bei Knaben liegen die Werte für den Kalorienbedarf stets etwas höher als bei den Mädchen. Der Eiweißgehalt der Nahrung soll sich zwischen 10 und 20 % des Nährwertes der Gesamtnahrung bewegen. Ferner muß die für das Kleinkind entsprechende Kost neben den eigentlichen Nährstoffen und Salzen auch Vitamine in ausreichendem Maße enthalten.

5. Die Ernährnng des Kleinkindes.

I. Nahrungsmittelliste für das Kleinkind.

Folgende Nahrungsmittel sind für ein Kleinkind empfehlenswert:

Milch	Eier	Fett	Fleisch	Nährmittel
Kuhmilch	gekocht	Butter	Rindfleisch	Mehl
Ziegenmilch	(weich oder	Schmalz	Kalbfleisch	Grieß
Magermilch	hart)	Öl	Schweinefleisch	Reis
Sahne	gebraten	Margarine	Hammelfleisch	Vollkornmehl
Buttermilch	Rührei		Leber	Haferflocken
Dickmilch	Zuckerei		Niere	Röstflocken
Quark			Hirn	Mondamin
Weichkäse			Kalbsbries	Maismehl
Sahnekäse			Geflügel (Huhn	Sago
			Täubchen)	Kartoffelmehl
			Fisch (Kochfisch)	Sojamehl
			Würstchen	
			Teewurst	
			Leberwurst	

Gemüse	Kartoffeln	Brot	Obst
Möhren	geschält	Semmel	Apfel
Spinat	mit Schale	Weißbrot	Birne (geschält)
Blumenkohl	Kartoffelbrei	Schwarzbrot	Steinobst (entkernt)
Rosenkohl	Kartoffelklöße	Vollkornbrot	Beerenobst
Wirsingkohl	Bratkartoffel	Knäckebrot	rohe Obstsäfte
Steckrüben		Zwieback	Zitronensaft
grüne Erbsen		Keks	Nüsse (nur gerieben)
grüne Bohnen			Apfelsinen
Kopfsalat			Bananen
Tomaten			
Radies			
Gurken			

II. Einige Kochrezepte für die Ernährung des Kleinkindes.

Suppen.

Während früher die Suppenfütterung beim Kleinkinde allenthalben stark übertrieben wurde, wird ihr heute für die Ernährung im Kleinkindesalter nur geringe Bedeutung beigemessen. Eine besondere Einschränkung oder gar Ausschaltung der Suppennahrung ist jedoch beim gesunden und gut essenden Kinde nicht notwendig. Nur bei Kleinkindern mit schlechter Appetenz ist vor der Verabreichung von dicken Suppen oder dünnen in größerer Menge vor dem Hauptgericht zu warnen, da nach dem Genusse der Suppe bei diesen die Eßlust gewöhnlich schon derart nachläßt, daß die Verabfolgung der kalorienreicheren Gemüse und Mehlspeisen oft große Schwierigkeiten bereitet. Die appetitanregende Wirkung der reinen, konzentrierten Fleischbrühe spielt beim Kleinkinde noch nicht die Rolle wie beim älteren Kinde oder beim Erwachsenen.

Für die Ernährung des Kleinkindes eignen sich alle salzarmen und möglichst gewürzfreien Suppen, ausgenommen Bohnen-, Erbsen- und Linsensuppe, die wegen ihrer oft stark blähenden Wirkung für Kinder im zweiten und dritten Lebensjahre besser nicht in Betracht kommen. Zweckmäßig werden die Suppen mit Fett und Kohlehydrateinlagen zu einer kalorisch wertvollen Nahrung angereichert.

Gemüse.

Die großen Vorteile regelmäßigen Genusses frischer Gemüse sind heutzutage unumstritten. Ihr Reichtum an lebenswichtigen Salzen und Vitaminen macht sie gerade bei der Ernährung des wachsenden Organismus unentbehrlich. Da aber die meisten Gemüse infolge ihres hohen Wassergehaltes (meist über 80 %) an sich nur wenig Nährwert besitzen, ist es nötig, sie durch entsprechende Zusätze zu einer kalorisch hochwertigen Nahrung zu machen. Als solche Zusätze kommen im allgemeinen in Betracht: Fett in Form von Schmalz, Butter oder Margarine, auch Öl, ferner Mehl und unter Umständen Zucker (Nährzucker).

Bei der Auswahl von Gemüsen für das Kleinkind sind folgende Gesichtspunkte maßgebend: Im Gegensatz zum Säugling ist das Kleinkind sehr wohl imstande, auch nicht passiertes Gemüse zu sich zu nehmen, ja es bietet die mit der Zerkleinerung desselben verbundene Kauarbeit eine wirksame Gegenmaßnahme gegen die beim Kleinkinde so häufige Kaufaulheit. Wichtig ist bei der Gemüseverabreichung auch eine gewisse Abwechslung, die allerdings durch die Abhängigkeit der Gemüsebeschaffung von der jeweiligen Jahreszeit sich in gewissen Grenzen halten muß.

Rohkost.

Wurzelrohkost: Wurzeln werden gesäubert, auf einer Rohkostreibe gerieben, mit etwas Zitronensaft und Zucker verrührt und abgeschmeckt.

Müsli (Bircher): 1 Eßlöffel Haferflocken mit 3 Eßlöffel Wasser quellen lassen, dann mischen mit etwas Kunsthonig und dem Saft einer Zitrone. Dazu 200 g feingeschnittene Äpfel und 10 g geriebene Nüsse.

Apfel- und Sellerierohkost: Apfel feingeschnitten, Sellerie feingeschnitten, mit Obstmost und etwas Zucker verrühren.

Blumenkohl: Blumenkohl wird auf der Rohkostreibe gerieben, mit Schlagsahne, Zitronensaft und etwas Zucker vermengt.

Kohlrabi: Kohlrabi feinreiben, mit Öl und etwas Zucker abschmecken.

Schwarzwurzeln: Die Schwarzwurzeln werden gut geputzt, feingerieben, mit Zitronensaft, Öl, Schnittlauch und geriebenem Apfel angemacht.

Welche Gemüsearten eignen sich nun für das Kleinkind? Wir wollen unter Gemüse hier nicht nur die Blattgemüse im engeren Sinne verstanden wissen, sondern auch Blütensprossen, wie Blumenkohl, Rosenkohl usw., kurz gesagt alle sog. „Gemüse", mit Ausnahme der Kartoffel.

Nicht verträglich sind, vor allem für das jüngere Kleinkind, Sauerkohl, weiße Bohnen (Pferde- und Saubohnen), Rettich, Radieschen, rote Rüben usf. Bei empfindlichen Kindern, die zu Magendarmstörungen neigen, wird man zweckmäßig auch Erbsen und Linsen aus dem Kostplane zu streichen haben.

Es folgen nun einzelne, leicht ausführbare Gemüserezepte für das gesunde Kleinkind:

Spinat für das Kleinkind:

500 g frischer Spinat
20 g Butter
1 Prise Salz

Herstellung: 500 g Spinat werden gesäubert, dann in kaltem Wasser gewaschen. Der Spinat wird darauf in wenig, schwach gesalzenem Wasser etwa 10 Minuten lang gekocht. Es empfiehlt sich, jungen Spinat zu nehmen, der leichter weich wird als älterer. Ist der Spinat dann vollkommen weich, so wird er auf ein Sieb gegossen, das Wasser, in dem er gekocht worden ist, nochmals zum Einkochen auf den Herd gestellt. Während dieser Zeit wird der Spinat ganz feingewiegt und wieder in die Gemüsebrühe getan. Butter wird nach Bedarf, je nach dem Alter und Appetit des Kindes, hinzugetan. Der Spinat für das Kleinkind braucht nicht passiert, sondern nur fein zerhackt zu werden. Kaufaulen Kindern können auch, wie es in den westlichen Ländern gebräuchlich ist, die ungeteilten, gekochten Spinatblätter vorgesetzt werden.

Kaloriengehalt: etwa 55 in 100 g.

Kochsalat:

500 g Kochsalat
100 g Milch
20 g Mehl
15 g Butter
2 g Salz

Herstellung: Der Kochsalat wird geputzt, in trockenem Zustande gewogen und gut durchgewaschen, hierauf in kochendes Salzwasser gegeben und durch 20—25 Minuten gekocht, dann abgeseiht, ausgedrückt und passiert. Aus 15 g Butter und 20 g Mehl wird eine Einbrenne gemacht, die, ausgekühlt, mit 100 g kalter Milch verrührt wird. In diesem Mehlbrei wird der Kochsalat auf 500 g eingekocht.

Kaloriengehalt: etwa 75 in 100 g.

Tomatenbrei:

1—2 mittelgroße Tomaten
5 g Butter
10 g Mehl
1 Prise Salz
etwas Zucker

Zubereitung: Von 5 g Butter, 10 g Mehl und Wasser wird eine Einbrenne bereitet, die man 5 Minuten lang unter ständigem Rühren kochen läßt. Dann gibt man die in Scheiben zerschnittenen Tomaten hinein und läßt noch weitere 5 Minuten lang kochen. Das Ganze streicht man durch ein mittelfeines Sieb, nimmt es noch einmal auf das Feuer und schmeckt mit Zucker und Salz ab.

Kaloriengehalt: etwa 70 in 100 g.

Karottengemüse:

200 g Karotten
5 g Butter
1 kleine Prise Salz
etwas Zucker

Herstellung: Die Karotten werden in kaltem Wasser gut abgebürstet, geschabt, dann in Stücke geschnitten und in ½ l Wasser mit einer kleinen Prise Salz ½ Stunde lang gekocht. Sind sie gar gekocht, so wird das Wasser abgegossen, die Karotten gegebenenfalls noch mit der Gabel etwas zerkleinert, aber nicht mehr durch das Sieb gerührt und mit der Gemüsebrühe unter Zusatz von etwas Butter (5 g) und Zucker zubereitet.

Kaloriengehalt: etwa 40 g in 100 g.

Püree von jungen Karotten.

100 g junge Karotten
250 g Fleischbrühe
4 g geriebene Semmel
5 g Butter
1 Prise Zucker

Zubereitung: Die jungen Karotten werden sauber geputzt und gewaschen, mit Fleischbrühe und der Semmel weichgekocht, durch ein Sieb getrieben, im offenen Topf zu beliebiger Dicke eingekocht und mit Butter und Zucker abgeschmeckt.

Kaloriengehalt: etwa 105 in 100 g.

Blumenkohl:

200 g Blumenkohl
5 g Butter
1 Prise Salz

Herstellung: 200 g Blumenkohl werden gut gereinigt, die dicken Stiele müssen entfernt werden, und dann in kaltem Wasser gewaschen. Der Blumenkohl wird dann in Salzwasser (½ l) 20 Minuten lang gekocht. Wenn er gut weichgekocht ist, zerkleinert man ihn mit der Gabel, rührt ihn nicht mehr wie für den Säugling gut durch, und fügt 5 g Butter zu.

Kaloriengehalt: etwa 50 in 100 g.

Spargelgemüse:

150 g Spargel	1 Prise Salz
10 g Mehl	1 Prise Zucker
1 Eigelb	etwas Zitronensaft

Herstellung: Der Spargel wird geschält und in kleine 2—3 cm lange Stückchen zerschnitten. Man läßt ihn in Wasser (½ l) weichkochen und nimmt ihn dann heraus. Dann quirlt man in etwas kaltgewordenem Spargelwasser ein Eigelb und 10 g Mehl und verrührt mit dem aufkochenden Spargelwasser. Hierauf schmeckt man mit Salz, Zucker und einigen Tropfen Zitronensaft ab, tut die Spargelstückchen hinzu, läßt diese heiß werden und richtet dann in einem tiefen Napfe an.

Kaloriengehalt: etwa 90 in 100 g.

Gebackener Blumenkohl:

1 Blumenkohl	Tunke:
2 Eßlöffel Parmesankäse	20 g Butter,
	1 Ei, etwas Salz

Herstellung: Man legt den gekochten Blumenkohl in eine mit Butter ausgestrichene, mit Semmelmehl ausgestreute Form, gießt die Tunke darüber, reibt etwas Parmesankäse darauf und backt den Blumenkohl eine halbe Stunde im Backofen bei mäßiger Hitze.

Mischgemüse:

500 g Spargel	40 g Mehl
500 g Mohrrüben	1 Eßlöffel Zucker
500 g frische Erbsen	1 Eßlöffel gewiegte Petersilie
30 g Butter	Salz

Herstellung: Spargel, Mohrrüben und Erbsen werden vorbereitet und in Salzwasser weichgekocht, dann auf ein Sieb zum Abtropfen geschüttet. In einem Topf macht man eine helle Mehlschwitze von 30 g Butter und 40 g Mehl, füllt langsam mit Gemüsewasser auf, bis man eine dickliche Tunke hat, tut Gemüse, Zucker, Petersilie dazu und schmeckt nochmals gut ab.

Gebackene Kohlrabi:

25 Kohlrabi	¼ l saurer Rahm
60 g Butter	20 g Salz
100 g geriebener Parmesankäse	

Herstellung: Die Kohlrabi werden geschält, in Scheiben geschnitten und im Salzwasser weichgekocht. In eine Auflaufform legt man auf den Boden einige Butterflocken, darüber lagenweise Kohlrabi, Parmesankäse, Butterstückchen und verteilt löffelweise den sauren Rahm. Obenauf gibt man reichlich sauren Rahm und Käse. ½ Stunde im Ofen backen.

Salate.

Wie die Gemüse, so sind auch die Salate reich an Salzen und Vitaminen (B- und C-Vitamin). Bei der Ernährung des jungen Kleinkindes kommt ihnen jedoch keine wesentliche Bedeutung zu, vor allem wegen ihres relativ hohen Gehaltes an unverdaulichen Substanzen. Ferner ist der Geschmack des Kleinkindes in der Regel auf scharfe Speisen nicht eingestellt und diese erregen Widerwillen. Als eine Salatart, die auch für das Kleinkindesalter Bedeutung besitzt, wäre der zarte grüne Salat (Kopfsalat) zu nennen, der aber nicht, wie es beim Erwachsenen und älteren Kinde üblich, mit Essig und Öl, sondern mit Milch oder Sahne angemacht werden soll.

Kartoffeln.

Die Kartoffel bildet für das gesunde Kleinkind ein wichtiges (billiges!) Nahrungsmittel. Wegen ihrer Armut an Fett, Eiweiß und gewissen Salzen (Kochsalz und Kalksalze) soll sie aber niemals das alleinige Nahrungsmittel abgeben (Gefahren für das Knochenwachstum und für die Zahnentwicklung). Kartoffeln können auch von kranken Kindern ohne Bedenken genossen werden, da sie den Magen, wenn richtig zerkleinert, bald wieder verlassen. Die Kartoffel ist einer unserer wichtigsten C-Vitaminträger im Winter. Allerdings muß dabei berücksichtigt werden, daß der C-Gehalt im Laufe der Wintermonate allmählich absinkt, so daß mit dem beginnenden Frühling der C-Gehalt durch andere C-Spender ergänzt werden muß.

Die Kartoffeln können in verschiedenster Form zubereitet werden: als Kartoffelbrei, Pellkartoffeln, Bratkartoffeln oder Salzkartoffeln. Auch von rohen Kartoffeln kann man schon im Kleinkindesalter Gebrauch machen in Form von geriebener roher Kartoffel und Gemüsebrei. Bei jungen Kindern gebe man anfangs aber nicht mehr als eine halbe Kartoffel. Allmählich kann man dann auf 1—2 rohe Kartoffeln ansteigen. Bei Salzkartoffeln ist es empfehlenswert, um den an sich schon ziemlich geringen Salzgehalt und den Vitamin-C-Gehalt der Kartoffel der Nahrung zu erhalten, das Kartoffelkochwasser der Suppe oder einer Gemüsespeise zuzusetzen. Ferner findet die Kartoffel noch Verwendung in Form von Salaten, Klößen usf.

Kartoffelbrei ist von allen Kartoffelspeisen am leichtesten verdaulich. Durch Zusatz von Milch, Sahne oder Butter läßt sich sein Nährwert bedeutend steigern. Besonders zu empfehlen ist er für Kleinkinder im zweiten Lebensjahre.

Kartoffelpüree:

200 g geschälte rohe Kartoffeln
200 g Vollmilch oder Sahne
5 g Butter
4 g Salz

Herstellung: Die gewaschenen und geschälten Kartoffeln werden in Salzwasser gargekocht, abgegossen, durch ein feines Sieb getrieben und mit Milch oder der entsprechenden Menge Sahne glattgeschlagen. Über dem Feuer verschlägt man die übrige Milch oder Sahne mit dem sich verdickenden Kartoffelbrei, so daß er alle Milch (und Sahne) aufnimmt und wie Schlagsahne aussieht; zuletzt schlägt man Salz und Butter, die aber unter Umständen auch wegbleiben können, dazu. Der Kartoffelbrei muß 10 Minuten lang geschlagen werden.

Kaloriengehalt: etwa 120 in 100 g.

Kartoffelbällchen:

¼ kg gekochte Kartoffeln
20 g Butter
2 Eigelb
1 kleiner Eßlöffel Parmesankäse
1 Prise Salz
geriebenes Weißbrot
Backfett

Herstellung: Man nimmt ¼ kg gekochte, kalte, geriebene Kartoffeln, mischt sie mit 20 g zerrührter Butter, 2 Eigelb, einem gehäuften Teelöffel voll geriebenem Parmesankäse, 1 Prise Salz. Hiervon werden walnußgroße Bällchen geformt, paniert, in heißem Dampffett schwimmend gebacken.

Fleisch.

Gegen kleine Fleischzulagen zur gemischten Kost ist jenseits des ersten Lebensjahres nichts einzuwenden. Das Kleinkind soll jedoch mit Fleischkost ziemlich knapp gehalten werden und seinen Eiweißbedarf vor allem in vegetabilischem Eiweiß decken. Zur Einführung der Fleischkost gibt man feingewiegtes oder püriertes Fleisch, das zweckmäßig der übrigen Nahrung (Suppen,

Gemüse usw.) beigemengt wird. Als Feischart für das gesunde Kleinkind kommen sowohl das weiße wie auch dunkles Fleisch in Betracht. Zu vermeiden ist lediglich die Verabreichung ausgesprochen fetter Fleischarten, wie Hammelfleisch, Schweinefleisch, fettes Geflügel. Rohes Fleisch, sog. Beef-hack oder à la Tartar eignet sich nicht, schon wegen der Gefahr der Bandwurmfinneninfektion, zur Kleinkindernahrung.

Ähnlich wie Fleisch können auch Fischspeisen, gegen die beim Kleinkinde keinerlei Einwände bestehen, gegeben werden. Auch hier ist nur Vorsicht mit fetten Fischen (Ölsardinen, Sprotten, Bücklingen) am Platze.

Kalbspüreesuppe:

100 g Kalbfleisch	**1 Stück Karotten**
10 g Butter	**Selleriewurzel**
10 g Mehl	

Zubereitung: Das Kalbfleisch wird in kleine Würfel geschnitten und mit 1 Karotte und Selleriewurzel weichgekocht. Aus Butter und Mehl wird eine Einbrenne bereitet, die man mit der Suppe aufgießt. Das Fleisch wird, fein gewiegt, durch ein Haarsieb gestrichen; das Ganze wird, mit der Suppe vermengt, mit Salz (und Muskatnuß) abgeschmeckt und angerichtet.

Passiertes Fleisch:

100 g Kalbfleisch	**½ Karotte**
30 g Haferschleimsuppe	**1 Prise Salz**
(10—20 g Butter)	**etwas Zitrone und Muskatnuß**

Zubereitung: Fleisch und Karotten in Wasser kochen lassen. Dann das Ganze feinwiegen (unter Umständen passieren), mit 30 g Schleimsuppe aufkochen und mit Muskat, Salz und Zitrone fein abschmecken. Nach Bedarf kann man noch 10—20 g Butter einrühren.

Kaloriengehalt: etwa 140 in 100 g.

Eierspeisen.

Eier sind für den wachsenden Organismus wegen ihres hohen Gehaltes an wichtigen Mineralstoffen (Kalk, Phosphor, Eisen) als wertvolles Nahrungsmittel von Bedeutung. Sie können als „weiches Ei", Rührei, hartes Ei, Setzei oder in Form von Eierkuchen (Omeletten) Verwendung finden. Harte Eier sind auch schon für das jüngere Kind geeignet. Es ist eine, schon den alten Kinderärzten bekanntgewesene Tatsache, daß bei manchen Kindern sog. „Idiosynkrasien" gegen Eier bestehen, die sich nach Eiergenuß in quaddelförmigen Hautausschlägen (Urticaria) äußern. Diese Überempfindlichkeit wird bekanntlich durch das Eiweiß hervorgerufen. Das Eigelb wird in allen Fällen gut vertragen. Die übertriebene Vorsicht, die in früherer Zeit bei der Verabreichung von Eiern oder Eierspeisen an gesunde Kleinkinder geübt wurde, ist nach dem gegenwärtigen Stande unserer Kenntnisse sicher nicht mehr gerechtfertigt. Trotzdem muß man auch heute noch davon abraten, dem Kinde täglich ein oder mehrere Eier zu geben. Als Regel kann gelten, daß man in der Woche für das Kind nicht mehr als 3 Eier verwendet.

Reisauflauf:

¾ l Milch	3 Eier
75 g bester Reis	1 Prise Salz
2 Eßlöffel Zucker	Zitronenschale

Herstellung: Der Reis wird in der gesalzenen Milch weichgekocht. Butter, Zucker, Eigelb und Zitrone wird recht schaumig gerührt und der abgekühlte Reis dazugegeben; zuletzt der Schnee der drei Eiweiß. In heißem Ofen ungefähr 20 Minuten gebacken.

Reismehlauflauf:

Eigelb rühre man mit Zucker und Reismehl, gebe den steifen Eierschnee hinzu und backe die Masse in einer Auflaufform 20—30 Minuten.

Auflauf von Reis und Frucht.

40 g Reis	2 Eiweiß
½—¾ l Milch	eingemachte Früchte
2 Eigelb	2 Eßlöffel Stoßbrot
2 Eßlöffel Zucker	15 g Butter

Herstellung: 40 g abgebrühter Reis wird mit ½—¾ l Milch langsam gar-, doch nicht weichgekocht. Nachdem derselbe abgekühlt ist, rührt man 2 Eigelb, 2 Eßlöffel Zucker und zuletzt den steifen Schnee daran, füllt hiervon sogleich in eine ausgestrichene Form eine Lage Reis, darauf eine Lage Frucht: in Zucker frisch gekochte oder eingemachte Aprikosen, Mirabellen, Kirschen oder Äpfel, — worauf dann wieder eine Lage Reis kommt, und fährt hiermit fort, bis der Reis zu Ende ist. Obenauf muß Reis sein, worauf dann etwas gestoßener Zwieback gestreut wird und einige Stückchen frische Butter. Dann läßt man den Auflauf im Backofen schön hellgelb backen. Man kann von dem Saft der gekochten

Frucht einen Beiguß dazu geben. Dieselbe Masse kann man in einer Puddingform im Wasserbade kochen.

Nudel-Pudding:

¼ l Milch	1 Teelöffel Zitronenzucker
45 g Butter	4 Eier
45 g Zucker	20 g süße Mandeln
70 g Nudeln	1 Prise Salz

Herstellung: Die Nudeln wirft man einen Augenblick in kochendes Wasser, dann auf einen Durchschlag zum Abtropfen. Die Milch wird mit der Hälfte der Butter und dem Salz aufgekocht, die Nudeln darin abgebacken, bis sie sich vom Topfe lösen, dann das Ganze kaltgestellt. Die übrige Butter wird zu Sahne gerührt, man gibt zuerst die Eidotter und den Zucker dazu, dann die Mandeln und darauf die Nudeln, zuletzt den steifen Eierschnee. Man kocht das Ganze in einer mit Butter ausgestrichenen Form im heißen Wasserbade und richtet es mit Frucht- oder Rotweinbeiguß an.

Wurst.

Wenn Wurst überhaupt gegeben werden soll, dann erst dem älteren Kleinkind in Form von Hartwurst (sogen. Dauerwurst). Blut-, Leber- und Mettwürste sollten nur da gegeben werden, wo man einigermaßen über die zuverlässige Herstellung unterrichtet ist. Heutzutage wird die Wurst bekanntlich erlaubterweise mit Mehlen, Grützen, Milei u. s. f. gestreckt. Hierdurch ist ihr Nährwert natürlich gegenüber den früheren Herstellungsweisen stark gemindert und ihr Kaloriengehalt kann infolgedessen nicht zuverlässig angegeben werden. Da man früher Wurst Kindern namentlich gab, um ihnen tierisches Eiweiß zuzuführen, wird man heute, um den selben Zweck zu erreichen, besser Fleischspeisen verabreichen, gegebenenfalls in Püreeform oder als kalten Bratenaufschnitt. Ganz fortzulassen sind bei Kindern wegen ihres hohen Gewürz- und Fettgehaltes grobe Speckwürste, ungarische Salami und ähnliches mehr.

Milch und Käse.

Mit dem zunehmenden Alter des Kindes müssen statt der reinen Vollmilch immer mehr die Milchprodukte Verwendung finden. Milch soll überhaupt nur zu den Nebenmahlzeiten verabreicht werden oder etwa in Form von Milchspeisen bei der Abendmahlzeit. Maximum der erlaubten Milchmenge ist im zweiten Lebensjahr etwa ½ Liter, später weniger. Ein mäßiger Milchgenuß ist im ganzen Kindesalter unbedingt zu empfehlen. Sie soll aber nicht etwa zum „Durstlöschen" verwendet werden wegen der dadurch bedingten Störung des Appetits für die folgenden Hauptmahlzeiten.

Von den zahlreichen im Handel befindlichen Käsesorten sind vor allem Roquefort, Camembert, Gorgonzola usf. für das Kleinkind nicht geeignet. Man reicht ihm am besten Quark oder Rahmkäse (weißer Käse, Gervais) zum zweiten Frühstück oder zu der Abendmahlzeit.

Obst und Obstsäfte.

Das Obst soll wegen seines hohen Gehaltes an C-Vitamin und Mineralstoffen und seiner Bekömmlichkeit zur Ernährung des Kleinkindes reichlich Verwendung finden. Es kann entweder roh als frisches Obst oder in Form von Kompotten und anderen Süßspeisen gegeben werden, nach Möglichkeit aber, wenigstens teilweise, als rohes Obst, je nach der Jahreszeit. Zur Gewöhnung an den Obstgeschmack ist es zweckmäßig, den Kindern das Obst anfangs als Obstbrei oder in Gestalt von frischen Fruchtsäften (auch Fruchtsuppen, rote Grütze usf.) zu reichen. Hierzu eignen sich insbesondere die unvergorenen, also alkoholfreien Obstmoste, welche wegen ihres Zuckerreichtums (8—15 %!), des besonderen Wohlgeschmacks und ihrer anregenden Wirkung auf die Darmtätigkeit auch für das spätere Kindesalter eine wertvolle Ergänzungsnahrung darstellen.

Der verhältnismäßig geringe Nährwert frischen Obstes kann durch Verabreichung desselben in gezuckerten Kompotten bedeutend gesteigert werden. Dabei ist jedoch streng darauf zu achten, daß die Früchte nicht zu lange gekocht werden, da durch längeres Erhitzen ein großer Teil der Vitamine (vor allem C-Vitamin) zerstört wird.

Apfelmus:

250 g Äpfel
20 g Zucker
etwas Zitronensaft

Herstellung: Die reifen, gewaschenen Früchte werden ungeschält in kleine Stückchen zerschnitten, in wenig kochendes Wasser gegeben, gut verkocht, durch ein feines Sieb gestrichen, gesüßt und mit Zitronensaft abgeschmeckt.

Wird das Apfelmus nicht als Zugabe zu einem anderen Gericht, sondern als eine Mahlzeit für sich gegeben, so setzt man zerstoßenen und weichgebrühten Zwieback oder auch Keks hinzu.

Süße Speisen und Mehlspeisen.

Diese sollen beim Kleinkinde nur in beschränktem Maße Verwendung finden, jedenfalls aber nur einen Teil der Hauptmahlzeiten bilden. Zweckmäßig reicht man sie als Abschluß der Mittagsmahlzeit oder als Abendbrot in Form von Mondamin- oder Reisspeisen, Schokoladenspeisen, Puddings, Grützen usw. Bei mangelnder Appetenz empfiehlt es sich, als Nachspeise statt der Süßspeise lieber Obst, roh oder als Kompott, zu verabfolgen.

Milchreis:

50 g feiner Reis	10 g Zucker
500 g Milch	1 Prise Salz

Zubereitung: Der Reis wird zweimal mit kaltem Wasser aufgewellt und abgegossen. Dann wird die Milch daraufgegossen, eine Prise Salz hinzugefügt und der Reis, zugedeckt, unter häufigem Schütteln recht weich eingekocht, angerichtet und mit Zucker bestreut. Man kann den Milchreis noch mit einem in der Milch zerschlagenen Eigelb anrichten.

Kaloriengehalt: etwa 110 in 100 g.

Buttermilchspeise:

250 g Buttermilch	¼ Zitrone
15 g Zucker	5 Blatt (ca. 6 g) Gelatine

Zubereitung: ¼ l gute Buttermilch wird mit 15 g Zucker gesüßt und mit dem Saft und der Schale einer viertel Zitrone durchgeschlagen. Dann wird sie mit 5 Blatt roter Gelatine gut verrührt, die man zuvor abgewaschen und in etwas kochendem Wasser aufgelöst hat.

Kaloriengehalt: etwa 80 in 100 g.

Rote Grütze:

125 g Johannisbeersaft
20 g Mondamin
30 g Zucker

Herstellung: Zu $^1/_8$ l gutem Johannisbeersaft tut man die gleiche Menge Wasser und 30 g Zucker. Man läßt beides zusammen aufkochen, kocht es dann mit 20 g Mondamin dick, das vorher mit etwas kaltem Wasser aufgelöst wurde. Das Ganze wird dann mit Milch oder Sahne gereicht.

Kaloriengehalt: etwa 100 in 100 g.

Neben den eigentlichen Süßspeisen kommt für die Ernährung des gesunden Kleinkindes den Mehlspeisen in Form von Weiß- und Schwarzbrot, Zwieback, Keks und Semmeln erhöhte Bedeutung zu. Dies gilt vor allem für die Kinder im zweiten Lebensjahre, bei welchen Zwiebäcke und Weißbrot einen Teil des täglichen Kalorienbedarfes decken sollen. Schwarzbrot wird besser erst bei älteren Kindern gegeben (Bedeutung bei Kindern mit Neigung zur Darmträgheit).

In Süddeutschland und Österreich werden auch Knödel, Nudel- und Makkaronispeisen in größerem Ausmaße zur Ernährung des Kleinkindes herangezogen und bilden wegen ihres relativ hohen Fett- und Kohlehydratgehaltes ein hochwertiges Nahrungsmittel. Sie sollen und können aber das Brot nicht völlig ersetzen, das auch zur Anregung der Kautätigkeit beim Kleinkinde gute Dienste leistet.

Semmelknödel:

125 g Semmel	1 Ei
100 g Milch	50 g Zwiebel
15 g Fett	50 g Petersilie
20 g Mehl	20 g Salz

Zubereitung: Die Semmeln werden in kleine Würfel geschnitten und mit den Zwiebeln in heißem Fett geröstet. Milch, Ei und Salz (eine Prise) werden verquirlt und über die Würfel gegossen. Man läßt dann eine Weile stehen und mengt schließlich das Mehl unter und formt kleine Knödel, die man in Salzwasser (1 l Wasser) 10 Minuten kocht.

Kaloriengehalt: etwa 220 in 100 g.

Tiroler Knödel:

125 g Semmel	80 g Selchfleisch
50 g Milch	½ Ei
8 g Fett	50 g grüne Petersilie
20 g Mehl	20 g Salz

Zubereitung: In Würfel geschnittene Semmeln werden mit heißem Fett übergossen. Ei, Milch und eine Prise Salz werden gut versprudelt darübergegossen; Mehl und feingewiegtes Selchfleisch untergemengt. Daraus werden dann kleine Knödel geformt, die man in Salzwasser (1 l Wasser) kocht.

Kaloriengehalt: etwa 220 in 100 g.

Getränke.

Als Getränke für das Kleinkind kommen neben reinem, ungekochtem Wasser vor allem Ersatzkaffee, Tee und Fruchtsäfte (unvergorene Obstmoste) in Betracht. Zu den Hauptmahlzeiten soll, wenn überhaupt noch eine Flüssigkeitszulage geboten erscheint, die in mäßigen Mengen den Appetit fördert, lediglich frisches Wasser gereicht werden. Der Genuß der anderen, zum Teil ziemlich kalorienreichen Getränke wird zweckmäßigerweise auf die Nebenmahlzeiten beschränkt. Bei großem Durst (Sommerhitze!) kann natürlich dem Kleinkinde auch zwischen den Mahlzeiten Wasser gereicht werden. Zu reichlicher Wassergenuß, namentlich in Form der Obstsäfte und Limonaden, nach denen das Kleinkind immer wieder als Genußmittel verlangt, führt leicht zu Appetitlosigkeit.

Von den Genußmitteln Tee und Kaffee (Bohnenkaffee) ist beim Kleinkinde nur beschränkter Gebrauch zu machen. Am besten verwendet man Ersatzkaffee (Malzkaffee) mit Milch und Zucker. Dünner Tee ist auch für das junge Kind völlig unschädlich. Selbstverständlich sind alle alkoholischen Getränke beim Kleinkind wie auch während des ganzen Kindesalters streng zu verbieten.

III. Einige Kochrezepte für die Ernährung des Kleinkindes in Notzeiten.

Gemüseeintopf mit Leber.

250 g Leber | **1½ kg Kartoffeln**
etwas Fett | **Salz**
1 kg Mohrrüben

Die geschnittenen Mohrrüben und Kartoffeln läßt man unter wenig Wasserzugabe in gut verschlossenem Topf 15 Minuten dünsten, dann in Scheiben geschnittene Leber darauf und läßt das Gericht noch 30 Minuten schmoren. Zuletzt mit Salz abschmecken.

Vollkornschrotbrei.

250 g Feinschrot | **1 Liter Wasser**
Salz | **Zucker nach Geschmack**
Zitronenschale

Schrot mit Wasser, Zitronenschale und Salz 30 Minuten kochen lassen. Mit Zucker und Zitronensaft abschmecken.

Brotaufstrich.

Man bereitet eine Mehlschwitze aus 20 g Mehl, 10 g Fett, $^{1}/_{10}$ Liter Wasser oder Milch. Aus dieser Grundmasse bereitet man:

1. Kräuteraufstrich durch Hinzugabe von Zitronensaft, Zwieback, Schnittlauch und Kerbel.
2. Tomatenaufstrich durch Hinzugabe von 1—2 Eßlöffel Tomatenmark und feingehackter Gewürzgurke.
3. Käseaufstrich durch Hinzugabe von 1—2 Eßlöffeln geriebenem Käse (Harzer Käse oder andere Reste).

Süßspeisen.

Quarkspeise. ½ Liter Magermilch, 40 g Grieß, 3 Minuten langsam kochen lassen. Zucker nach Geschmack, kalt schlagen bis zur schaumigen Masse, dazu den schaumig geschlagenen Quark.

Zitronencreme. ½ l Wasser, $^{1}/_{8}$ l Magermilch, 4 Eßlöffel Zucker, 25 g Kartoffelmehl, 1 Eßlöffel Mehl, 1 Zitrone, 1 Ei. Wasser mit Kartoffelmehl, Zucker und Ei aufkochen, mit Zitronenschale und -saft abschmecken. Die Milch mit dem Mehl verquirlt aufkochen; nach dem Aufkochen zu Schaum schlagen und mit der Zitronenmasse vermischen.

Hefeplätzchen. 200 g Mehl, 80 g Zucker, 1 Ei, 30 g Fett, 15 g Hefe, 2—3 Eßlöffel Milch.

Mehl, Zucker, zerbröckelte Hefe und die Milch werden zu einem geschmeidigen Teig verarbeitet. Der Teig braucht nicht zu gehen. Teig ausrollen, Formen ausstechen und bei Mittelhitze backen.

6. Kostpläne für das Kleinkind.

Kostplan für ein 2 Jahre altes Kind.

Gesamtkalorien: etwa 1050—1100.

8 Uhr

1. Frühstück: 1 Tasse Milch mit Kaffee oder 1 Tasse Kakao.
1 Scheibe Weizenbrot oder 1 Semmel oder
2 Scheiben Vollkornbrot mit Butter und Honig oder Marmelade.

10 Uhr

2. Frühstück: 1 Apfel, Banane oder Apfelsine.

12 Uhr
Mittagessen: Im allgemeinen keine Suppe.
300 g Gemüse in Butter (Wurzeln, Spinat, Blumenkohl usf.).
150 g Kartoffelbrei oder mit der Gabel zerdrückte Salzkartoffeln.
20 g püriertes Fleisch (gekocht oder gebraten)
oder
400 g Gemüseeintopf (z. B. Wurzeln, Kartoffeln, Fleisch) oder
gebratene Kalbsleber mit Kartoffelbrei oder
eine Mehlspeise (z. B. Reisauflauf, Eierkuchen), dann vorher eine Suppe.
Als Nachspeise: Kompott oder Rohkost oder eine Süßspeise (z. B. Schokoladenpudding, Vanillepudding).

Zwischen
12 und 18 Uhr: Eine Tasse Milchkaffe mit Keks oder Zwieback oder Kuchen oder auch etwas frisches Obst.

18 Uhr
Abendbrot: 200 g Milch- oder Buttermilchsuppe mit Reis oder
200 g Fruchtgrütze mit Milch oder
200 g Aufgewärmtes vom Mittag, dazu 1 Scheibe Vollkronbrot mit Butter, Quark, Tomate, gelegentlich 1 gekochtes Ei, nach Bedarf 1 Tasse gesüßten Tee mit Milch.

Kostplan für ein 4 Jahre altes Kind.

Gesamtkalorien: etwa 1300—1400.

8 Uhr
1. Frühstück: 1—1½ Tasse Milchkaffee oder 1 Tasse Kakao.
2 Semmel oder 2—3 Scheiben Vollkornbrot oder auch Knäckebrot mit Butter, Honig oder Marmelade.
Gelegentlich eine Haferflockensuppe in Salzwasser gekocht, dazu Milch oder Sahne.

10 Uhr
2. Frühstück: 1 Apfel oder 1 rohe Banane, Apfelsine oder eine rohe Wurzel, oder sonstiges Frischobst. Besucht das Kind den Kindergarten, dann nimmt es sein Obst dorthin mit.

12 Uhr
Mittagessen: Im allgemeinen keine Suppe, nur an Tagen, an denen es Mehlspeise gibt, z. B. Kartoffelsuppe und Eierkuchen mit Kompott

oder

300 g Gemüse (auch schon Wirsingkohl, Rotkohl, Rosenkohl usw.)
30 g Fleisch mit Tunke
200 g Kartoffeln

oder

400 g Gemüseeintopf mit Fleisch (z. B. Wurzeln mit Rindfleisch oder Rüben mit Schweinefleisch)

oder

ein Fischgericht (grätenarm!), z. B. gekochten Schellfisch mit Kartoffeln und Butter.

Als Nachspeise: Quarkcreme, Schokoladenpudding usw. oder Kompott, Rohkost oder Salat.

Etwa zwischen
15 und 16 Uhr: Eine kleine Tasse Milch mit Kaffee oder 100 g frisches Obst; dazu einen Keks oder ein kleines Stück Kuchen.

18 Uhr
Abendbrot: 200 g Fruchtgrütze mit Sahne

oder

Apfelreis, Tomatenreis

oder

Makkaroni mit Soßenüberguß (z. B. Tomatensoße oder Backobst).

Kostplan für ein 6 Jahre altes Kind.

Gesamtkalorien: etwa 1400.

8 Uhr:
1. Frühstück: 2 Tassen Kaffee mit Milch oder Kakao, 2 Scheiben Vollkornbrot, 1 Semmel mit Butter und Honig.

Für die Schule mitzunehmen: 2 Scheiben Schwarzbrot mit Butter und Käse oder Obst und dazu nur 1 Scheibe Butter- oder Käsebrot.

12 Uhr:
Mittagessen: 400 g grüne Bohnen oder anderes Gemüse in Butter oder Salate (Kopfsalat, Gurken-, Tomaten-, Selleriesalat.

200 g Kartoffeln
40 g Fleisch
oder
dicke Gemüsesuppe
oder
Fisch mit Kartoffeln und Buttersoße
oder
Würstchen mit Kartoffelsalat
oder
eine Mehlspeise, z. B. Kartoffelpuffer mit Apfelmus, Brotpudding, Makkaroniauflauf.

Als Nachspeise: Karamelpudding oder Quarkpudding oder Kompott mit Sahne oder frisches Obst.

18 Uhr:
Abendbrot: 200 g Apfelreis
oder
Haferflockengrütze mit Salat
oder
gelegentlich Gewärmtes vom Mittag
oder
Bratkartoffeln mit Spiegelei, dazu 2 Scheiben Vollkornbrot mit Butter, belegt mit Wurst oder Schinken oder Radies, Tomaten, Gurke, Quark mit Schnittlauch, dazu 1 Tasse Milch oder Tee.

7. Kostpläne für das Kleinkind in Notzeiten.

Kostplan für ein 2 Jahre altes Kind.

Gesamtkalorien: etwa 950—1050.

8 Uhr:
1. Frühstück: 1 Tasse Milch mit Kaffee oder 1 Tasse Kakao.
1 Scheibe Weizenbrot oder 1 Semmel mit Butter
oder
1 Scheibe Vollkornbrot mit Butter, Honig oder Marmelade.

Gelegentlich eine Milchsuppe mit Grieß oder dgl. (Im allgemeinen nur eines von beiden, also entweder Brot oder Suppe.)

10 Uhr
2. Frühstück: 1 Apfel oder sonstiges Obst.

12 Uhr
Mittagessen: Im allgemeinen keine Suppe.
Etwa 300 g Gemüse.
100—150 g Kartoffeln oder Kartoffelbrei
20 g feingehacktes Fleisch, 10 g Butter
oder
400 g Gemüseeintopf
oder
gekochten Fisch mit Kartoffeln und Petersiliensoße
oder
Fischfrikandellen
oder
eine Mehlspeise (Grießauflauf, Makkaroniauflauf usw.), dann eine Suppe vorher.

Gelegentlich als Nachspeise eine Süßspeise, Kompott oder Obst.

Zwischen
15 und 16 Uhr: Eine kleine Tasse Milchkaffee oder Tee mit 1—2 Keks.

18 Uhr
Abendbrot: 200 g aufgewärmtes Gemüse mit Kartoffeln
oder
Milchreis
oder
Grießbrei mit Saft, dazu 1 Scheibe Vollkornbrot mit Butter oder Wurstbelag oder Quark mit Schnittlauch, dazu auch etwas frisches Obst. 1 Tasse Milch oder Tee.

Kostplan für ein 4 Jahre altes Kind.
Gesamtkalorien: etwa 1200.

8 Uhr
1. Frühstück: 1 Tasse Milch mit Kaffee oder Kakaotrunk.
1 Scheibe Weizenbrot oder 1 Semmel oder 1 Scheibe Vollkornbrot mit 5 g Butter und Honig oder Marmelade
oder
eine Milchsuppe oder warme Milch mit Zwieback.

10 Uhr
2. Frühstück: 100 g Obst. Besucht das Kind den Kindergarten, dann nimmt es sein Obst dorthin mit.

12 Uhr
Mittagessen: Im allgemeinen keine Suppe.
Kartoffeln in der Schale gekocht,
oder gedämpft in der Schale,
Gemüse (z. B. auch Wirsingkohl),
20 g gebratenes Fleisch, 10 g Butter
oder
Gemüseeintopf mit Fleisch (Wurzeln und Schweinefleisch)
oder
Fischfrikandellen oder gekochten Fisch
oder
½ Würstchen mit Kartoffelsalat.
2—3mal wöchentlich eine Süßspeise (Quark- oder Zitronenspeise)
oder
Apfelmus oder sonstiges Kompott oder frisches Obst.

18 Uhr
Abendbrot: 200 g Gemüse
oder
Apfelreis
oder
200 g Haferbrei mit Saft
oder
200 g Makkaroni mit Tomatensoße, dazu 1 Scheibe Vollkornbrot oder Knäckebrot mit Butter und 1 Apfel.
1 Tasse Milch oder 1 Tasse gesüßten Tee.

Kostplan für ein 6 Jahre altes Kind.
Gesamtkalorien: etwa 1300.

8 Uhr
Frühstück: 1—1½ Tasse Milchkaffee
1 Semmel und 1—2 Scheiben Vollkornbrot mit Butter (hin und wieder mit Marmelade)
oder
eine Milchsuppe (Haferflocken, Grieß usw.),
dazu 1—2 Scheiben Butter- oder Quarkbrot
oder
eine rohe Wurzel oder Obst und 1—2 Scheiben

Vollkornbrot mit Käse oder anderem Aufstrich für die Schule.

13 Uhr
Mittagessen: 400 g Gemüse (z. B. Weißkohl, Rotkohl, Rüben Wurzeln)
200 g Kartoffeln
30 g Fleisch, 15 g Butter
oder
Mehlspeise (z. B. Pfannkuchen, Brotpudding), dann eine Suppe vorher (z. B. Bouillon)
oder
Graupeneintopfgericht.
2—3mal wöchentlich eine Nachspeise (Karamelpudding oder Kompott oder Rohkost).

18 Uhr
Abendbrot: 200—300 g Apfelreis, gegebenenfalls auch mit Magermilch
oder
Haferflockenbrei mit Saft
oder
Bratkartoffeln mit Spiegelei, dazu
1 Scheibe Vollkornbrot, 5 g Butter, Quark, Radies, Gurke. Als Getränk 1 Glas Buttermilch (Dickmilch) oder 1 Tasse deutschen Tee.

D. Schulkindernahrung.

Die Nahrung für das junge Schulkind ist im wesentlichen die des Kleinkindes, nur reichlicher und vielgestaltiger. Der verbreitetste Fehler bei der Ernährung besteht darin, daß dem Schulkind, dem man eine besonders kräftige Kost zukommen lassen will, ein Übermaß von Milch, Butter, Ei und Gebäck gereicht wird. Wenn dann nach einiger Zeit der Appetit der so ernährten Kinder nachläßt, so erhalten sie, da sie gewöhnlich an Süßigkeiten keinen besonderen Geschmack mehr finden, Feinkost. Kostvorschriften für Rohkostobst- und Gemüsegerichte, die nur mit Nüssen, Mandeln, Bananen, Rosinen und selteneren Gemüsen herzustellen sind, sind für das gesunde Kind entbehrlich. Wenn man auch dafür Sorge tragen muß, daß das Schulkind genügend rohes Obst und rohes Gemüse in Form von Salaten erhält, und wenn wir auch heute dem Geschmack dieser Altersklasse durch ein weniger strenges Verbot von Zucker beim jungen Schulkind, durch Zuteilung von geräucherten Fleischwaren, Wurst usf. beim älteren, 10—14jährigen Kinde, entgegenkommen, so ist doch jede Übertreibung im Sinne einer kostspieligen Feinkosternährung zu verurteilen. Ähnlich wie bei der Kost des Erwachsenen ist ein Unterschied zwischen Stadt- und Landbewohnern unverkennbar. Die Stadtkinder wurden in Friedenszeiten entsprechend der Nahrungsänderung, die sich im Laufe der letzten 30 Jahre überall geltend gemacht hat, immer weniger an schwer verdauliche Speisen gewöhnt und statt dessen mit Feinkost gefüttert. Die Landkinder dagegen leben noch vielerorts in der Hauptsache von Milch, Butter, Speck, Eiern, Brot, Süßigkeiten und Kuchen. Beides ist natürlich fehlerhaft. Wenn es auch unwahrscheinlich ist, daß man zu der einfachen, zum Teil groben und schwer verdaulichen Nahrung früherer Zeiten zurückkehren wird, so muß dennoch angestrebt werden, das Kind im Schulalter an e i n f a c h e Gerichte zu gewöhnen. An Milch sollen dem Schulkinde höchstens Mengen von 300—400 g pro Tag, und zwar zum Frühstück, zur Vesper und in Form von Milchspeisen am Abend, nicht aber als Getränk zu den Hauptmahlzeiten gegeben werden. An die Stelle der reinen Milchnahrung treten Milchkaffee, am besten als Malzkaffee, Milchwasserkakao und dünner Tee mit Milch oder Sahne. Zweckmäßig ist es, beim ersten Frühstück häufiger zwischen diesen Getränken abzuwechseln. Dazu erhält das Kind Brot, Butter und Marmelade oder Honig und an Tagen mit 4—5 Schulstunden hintereinander in Wasser gekochten Haferbrei, den es sich nach Geschmack mit etwas Salz oder Zucker würzen und mit Milch oder Sahne zurechtmachen kann. Fleisch und Eier reicht man gesunden Kindern dieses Alters nicht zum Frühstück, höchstens statt des Haferbreies etwas Käse, am besten als Quark oder Weichkäse. Ein bekannter Übelstand bei Schulkindern ist die Hast bei der Einnahme des ersten Frühstücks infolge zu späten Aufstehens (zu spätes Zubettgehen!) oder eines sehr weiten Schulweges oder aus nervöser Spannung. Die Eltern versuchen dann für gewöhnlich das ungenügende erste Frühstück dadurch zu ersetzen, daß sie ihrem Kinde eine große Zahl von mit Wurst, Schinken oder kaltem Braten belegten Broten mit zur

Schule geben und es dort noch kalte Milch trinken lassen. Eine so ausgiebige Zwischenmahlzeit, namentlich mit hastigem Genuß kalter Milch, ist bei einem zu Hause richtig gepflegten und ernährten Schulkinde unnötig, ja sogar unter Umständen schädlich. Bei der heute in der Großstadt üblichen durchgehenden Unterrichtsweise muß der Schüler allerdings in einer der Pausen etwas zu sich nehmen, es soll aber dann bei 1—2 Butterbroten und etwas Obst bleiben, um den Appetit für die Mittagsmahlzeit nicht zu verderben. Ganz zu verwerfen ist ein Frühstück mit Fleisch und Eiern, Schokolade und Süßigkeiten, schon aus rein erzieherischen Gründen.

Die Mittagsmahlzeit kann, im Gegensatz zur Kleinkinderkost, auch schwer verdauliche Gemüse, wie Erbsen, Linsen, Bohnen, Kraut usf. enthalten und soll der des Erwachsenen langsam angeglichen werden. Die Abendmahlzeit wird häufig zu eintönig gestaltet und besteht entweder immer wieder aus den in diesem Alter schon wenig beliebten Milchpuddings oder aber aus einer großen Zahl von belegten Broten. Jede Einseitigkeit soll aber durchaus vermieden werden. Zwei- bis dreimal in der Woche ist eine Eierspeise am Platze, Gemüse vom Mittag mit Kartoffeln oder Salate, gekochtes Obst zugleich mit Mehlspeisen (Nudeln, Eierkuchen, Knödel, Makkaroni) sollen abwechselnd mit Käse und Wurstbrot, gereicht werden. Älteren Schulkindern kann man ohne Bedenken auch etwas geräuchertes Fleisch oder Räucherfisch, schwachgewürzte, einfache Wurstsorten, ferner rote Beete, Gurken, frische Tomaten, Rettiche und Radieschen zur Abendmahlzeit anbieten. Manche Kinder finden besonderen Geschmack an etwas Saurem. Es ist unbedenklich, entgegen der früheren Vorstellung, auch schon Kindern gelegentlich saure Speisen, wie saure Gurke, Salate, saure Fische und dergleichen anzubieten. Natürlich muß dabei jede Übertreibung und namentlich Schaffung eines täglichen Bedürfnisses nach Saurem vermieden werden.

9. Die Ernährung des Schulkindes.

I. Nahrungsmittelliste für das Schulkind.

Folgende Nahrungsmittel sind für ein Schulkind empfehlenswert:

	Milch- und Molkereierzeugnisse	
Kuhmilch	Ziegenmilch	Magermilch
Buttermilch	Rahmkäse	Dickmilch
Quark	Rahm	Weichkäse
	Eier	
Gänseei, Möwenei)	(Entenei, Hühnerei,	
gekocht (weich	oder hart)	gebraten
gebacken	Rührei	Zuckerei
	Fett	
Butter	Butterschmalz	Schmalz
Gänseschmalz	Entenschmalz	Öl
Margarine		
	Fleisch	
Rindfleisch	Kalbfleisch	Hammelfleisch
Schweinefleisch	Schinken	Speck
Rauchfleisch	Würstchen	Leber
Niere	Geflügel, jegl. Art	Wild
Fisch, gekocht, ge-	braten, geräuchert	Salzhering
Bückling	Mettwurst	Sülzenwurst
Leberwurst		
	Brot	
Semmel	Weißbrot	Schwarzbrot
Vollkornbrot	Schrotbrot	Knäckebrot
Zwieback	Keks	Kuchen
	Nährmittel	
Mehl (Weizenmehl,	Roggenmehl)	Grieß
Haferflocken	Röstflocken	Graupen
Grütze	Buchweizenmehl	Grünkern
Mondamin	Sago	Kartoffelmehl
Reis	Sojamehl	
	Kartoffel	
geschält	mit Schale	Kartoffelbrei
Kartoffelklöße	Bratkartoffel	Kartoffelsuppe
	Obst	
Apfel	Birne (geschält)	Steinobst (entkernt)
Beerenobst	Quitten	Apfelsinen
Bananen	rohe Obstsäfte	Zitronensaft
	Gemüse	
Rotkohl	Weißkohl	Grünkohl
Rosenkohl	Steckrüben	Sauerampfer
Kohlrabi	Sellerie	Spinat
Spargel	weiße Bohnen	grüne Bohnen
grüne Erbsen	Möhren	Rettich
Radies	Tomaten	Gurke
saure Gurke	Kürbis	Blattsalat

II. Einige Kochrezepte für die Ernährung des Schulkindes.

Suppen.

Für das Schulkind haben Suppen, insbesondere solche mit kalorienreichen Einlagen, ähnlich wie beim Erwachsenen wieder größere Bedeutung. Sie können zweckmäßig anderweitigen Flüssigkeitsgenuß weitgehend ersetzen.

Suppenmahlzeiten sind besonders dann am Platze, wenn für die Einnahme einer regelrechten Mahlzeit nicht genügend Zeit vorhanden ist, oder wenn die Essenszeit versäumt wurde. In solchen Fällen ist eine warme Suppe jedem aufgewärmten Essen und hastig hinuntergeschlungenem Gericht vorzuziehen.

Gerne und unbedenklich kann man auch in diesem Alter von der appetitanregenden Wirkung der Fleischbrühe Gebrauch machen. Erbsen-, Linsen- und Bohnensuppe sind dem gesunden Schulkinde erlaubt. Es können die Suppen auch etwas gesalzen und gewürzt werden, denn die in unserer Zeit vielfach geübte Übertreibung, die darin besteht, die Speisen der Kinder so gut wie gar nicht zu salzen und zu würzen, führt gelegentlich zu hartnäckiger Appetitlosigkeit.

Erbsensuppe:

125 g Erbsen	25 g Semmel
20 g Fett	50 g Zwiebel
10 g Mehl	10 g Salz
10 g Speck	etwas Pfeffer

Herstellung: Die am Tage vorher eingeweichten Erbsen werden mit kaltem Wasser bis zum Kochen erhitzt und 2 Stunden lang gekocht. Von Fett, Mehl und Zwiebeln wird eine helle Einbrenne gemacht, mit der Erbsenbrühe aufgegossen, mit Salz und Pfeffer gewürzt und passiert. 10 g Speck werden in kleine Würfel geschnitten und goldgelb angeröstet. Die Semmel wird ebenfalls würflig geschnitten, im Speck geröstet und der Suppe beigemengt. Die Zubereitungsdauer dieser Suppe beträgt etwa 3 Stunden.

Kaloriengehalt: etwa 48 in 100 g.

Leberknödelsuppe:

100 g Leber	25 g Fett
30 g Semmelbrösel	5 g Salz
25 g Weißbrot	etwas Pfeffer
1 Ei	1500 g Fleischbrühe

Herstellung: Eine Semmel wird gut geweicht und ausgedrückt. Ei und Fett werden abgetrieben, mit der gut gehäuteten, passierten Leber, der eingeweichten Semmel, Salz, Brösel und Pfeffer zu einer weichen Masse verarbeitet. Man formt aus dieser Masse 10 kleine Knödel, die man in der Fleischbrühe 10 Minuten lang kochen läßt. Die Zubereitungsdauer dieser Suppe beträgt ¾ Stunden.

Kaloriengehalt: etwa 48 in 100 g.

Spinatsuppe:

½ Pfd. Spinat	2 Eßlöffel geriebene Semmel
1 l Fleischbrühe	Salz nach Geschmack

Herstellung: ½ Pfd. Spinat wird verlesen, gewaschen, in kochendem Wasser abgewellt, gehackt und durch ein Sieb getrieben. Diese Spinatmasse verkocht man mit etwas Brühe oder Wasser nebst einigen feinen Semmelschnitten zu dickflüssiger Suppe.

Selleriesuppe:

1 Sellerieknolle	½ l Fleischbrühe
20 g Butter	Salz nach Geschmack
1 Eßlöffel Mehl	

Herstellung: Eine sauber geputzte, gewaschene Sellerieknolle schneidet man in Scheiben, nur einen kleinen Teil in viereckige Stückchen. Dann läßt man ein Stückchen Butter zergehen, dämpft den Sellerie mit einem Löffel Mehl gut an und gießt nach und nach Kraftbrühe darauf, salzt die Suppe, schlägt sie durch ein Sieb und gibt die kleinen Stückchen, die man für sich in der Fleischbrühe weichgekocht hat, in die fertige Suppe.

Gemüse und Salat.

Beim gesunden Schulkinde bedarf es in der Auswahl der Gemüse keiner besonderen Vorsicht mehr. Auch gröbere, zellulosereichere Gemüsearten, wie Gurken, rote Rüben, Rettiche, Radieschen, wie alle Kohlsorten können verabfolgt werden.

Als Salat eignen sich vor allem grüner Salat, Tomaten- und Gurkensalat. Er kann sowohl mit Essig und Öl als mit Zitrone, Buttermilch, Sahne usf. angemacht werden. Wegen seines ziemlich hohen Gehaltes an Eisen ist der grüne Salat (Kopfsalat) gewissermaßen als Ersatz des im Säuglingsalter fast ausschließlich verwendeten Spinates für Schulkinder zu empfehlen.

Rohkost.

Wurzelrohkost: Wurzeln werden gesäubert, auf einer Rohkostreibe gerieben, mit etwas Zitronensaft und Zucker verrührt und abgeschmeckt.

Müsli (Bircher): 1 Eßlöffel Haferflocken mit 3 Eßlöffel Wasser quellen lassen, dann mischen mit etwas Kunsthonig und dem Saft einer Zitrone. Dazu 200 g feingeschnittene Äpfel und 10 g geriebene Nüsse.

Apfel- und Sellerierohkost: Apfel fein geschnitten, Sellerie fein geschnitten, mit Obstmost und etwas Zucker verrühren.

Sauerkrautrohkost: Gutes, rohes Sauerkraut schneidet man klein. Dann tut man, je nach Geschmack, einige der folgenden Zutaten hinzu: geriebene Äpfel, feingeschnittene Zwiebel, Kümmel, Speiseöl.

Blumenkohl: Blumenkohl wird auf der Rohkostreibe gerieben, mit Schlagsahne, Zitronensaft und etwas Zucker vermengt.

Rotkohl, Weißkohl oder Kohlrabi: Rotkohl wird feingehobelt, mit Zitronensaft, Öl und einem kleinen Löffel Honig gut vermengt.

Rotkohl mit Äpfeln und Sellerie: Rotkohl, Äpfel und Sellerie ganz fein auf der Rohkostreibe reiben, mit Zitronensaft und etwas Zucker vermengen.

Kohlrabi: Kohlrabi feinreiben, mit Öl und etwas Zucker abschmecken.

Rettich: Rettich oder Radieschen werden gehobelt, mit Zitronensaft und Öl angemacht, geriebene Mandeln oder Nüsse daruntergemengt.

Schwarzwurzeln: Die Schwarzwurzeln werden gut geputzt, feingerieben, mit Zitronensaft, Öl, Schnittlauch und geriebenem Apfel angemacht.

Gebackener Blumenkohl:

1 Blumenkohl	Tunke:
2 Eßlöffel Parmesankäse	20 g Butter
	1 Ei, etwas Salz

Herstellung: Man legt den gekochten Blumenkohl in eine mit Butter ausgestrichene, mit Semmelmehl ausgestreute Form, gießt die Tunke darüber, reibt etwas Parmesankäse darauf und backt den Blumenkohl ¼ Stunde im Backofen bei mäßiger Hitze.

Mischgemüse:

500 g Spargel	40 g Mehl
500 g Mohrrüben	1 Eßlöffel Zucker
500 g frische Erbsen	1 Eßl. gewiegte Petersilie
50 g Butter	Salz

Herstellung: Spargel, Mohrrüben und Erbsen werden vorbereitet und in Salzwasser weichgekocht, dann auf ein Sieb zum Abtropfen geschüttet. In einem Topf macht man eine helle Mehlschwitze von 30 g Butter und 30 g Mehl, füllt langsam mit Gemüsewasser auf, bis man eine dickliche Tunke hat, tut Gemüse, Zucker, Petersilie dazu und schmeckt nochmals gut ab.

Gebackene Kohlrabi:

250 g Kohlrabi
60 g Butter
100 g gerieb. Parmesankäse
¼ l sauer Rahm
20 g Salz

Herstellung: Die Kohlrabi werden geschält, in Scheiben geschnitten und im Salzwasser weichgekocht. In eine Auflaufform legt man auf den Boden einige Butterflocken, darüber lagenweise Kohlrabi, Parmesankäse, Butterstückchen und verteilt löffelweise den sauren Rahm. Obenauf gibt man reichlich sauren Rahm und Käse. ½ Stunde im Ofen backen.

Kartoffelbällchen:

¼ kg gekochte Kartoffeln
20 g Butter
2 Eigelb
1 kl. Eßl. Parmesankäse
1 Prise Salz
geriebenes Weißbrot
Backfett

Herstellung: Man nimmt ¼ kg gekochte, kalte geriebene Kartoffeln, mischt sie mit 20 g zerrührter Butter, 2 Eigelb, einem gehäuften Teelöffel voll geriebenem Parmesankäse, 1 Prise Salz. Hiervon werden walnußgroße Bällchen geformt, paniert, in heißem Dampffett schwimmend gebacken.

Rahmkartoffeln (Bechamelkartoffeln):

1 kg gekochte Kartoffeln
50 g Butter
30 g roher Schinken
2 größere Zwiebeln
30 g Mehl
¼ l Fleischbrühe
¼ l Milch oder Rahm
Salz nach Geschmack
2 Eßl. geriebenes Weißbrot

Herstellung: 1 kg oder etwas mehr in der Schale gekochte Kartoffeln werden geschält, in dünne Scheiben geschnitten. in eine mit Butter ausgestrichene Porzellanform gelegt und mit folgender Bechameltunke gemischt:

30 g rohen Schinken schneidet man in kleine Würfel, dämpft sie mit den in Scheiben geschnittenen Zwiebeln und der Butter, zugedeckt, weich und gibt dann das Mehl dazu. Nachdem das Mehl gar ist, gibt man Fleischbrühe und Milch langsam dazu und läßt die Tunke ¼ Stunde lang offen etwas einkochen, streicht sie durch ein Sieb, erhitzt nochmals und schmeckt sie mit dem noch fehlenden Salz ab, wenn nötig, noch etwas verdünnen.

Man backt die Kartoffeln, nachdem man sie mit geriebenem Weißbrot bestreut und mit der Butter beträufelt hat, ungefähr eine halbe Stunde und richtet sie in der Form an.

Kartoffelklöße:

1¼ kg Kartoffeln	1 Brötchen
2 Eier	20 g Butter
1/16 l warme Milch	125 g Speck
1 Eßlöffel Salz	1 Zwiebel

Herstellung: Die Kartoffeln werden geschält, gewaschen, auf einem Reibeisen gerieben und zum Ablaufen auf ein Tuch geschüttet. Dann verrührt man den Kartoffelbrei mit zwei Eiern, der warmen Milch, Salz und dem in Würfel geschnittenen und in Butter gerösteten Brötchen. Man formt kartoffelgroße Klöße und läßt sie in kochendem Wasser garwerden, wozu sie etwa 10 Minuten brauchen. Der Speck wird in kleine Würfel geschnitten und mit Zwiebelscheiben ausgebraten. Die Klöße werden auf tiefer Schüssel angerichtet und der Speck darübergegossen.

Geschmorte Gurken:

2 dicke Gurken	40 g Zucker
1 l Wasser	2 Eßlöffel Essig
60 g Butter	15 g Salz

Herstellung: Die Gurken werden geschält, der Länge nach aufgeschnitten und von den Kernen befreit. Dann werden sie in 3 cm dicke Streifen geschnitten und in Salzwasser halb weich gekocht, kommen dann auf ein Sieb, wo sie gut abtropfen müssen. In einen Topf tut man 60 g Butter, 40 g Zucker, 2 Eßlöffel Essig und die Gurkenstücke, die hierin ganz weichschmoren müssen. Zum Schluß nochmals abschmecken.

Linsen mit Pflaumen:

Die Linsen werden gewaschen, in Salzwasser abgekocht, auf ein Sieb geschüttet und in Kraftbrühe weichgekocht. Die Backpflaumen werden in etwas Wasser und Zucker geschmort. Den Saft gibt man zu den Linsen, schmeckt diese mit Zucker und Essig ab, richtet sie auf runder Schüssel in der Mitte an und gibt einen Kranz von Pflaumen ringsherum.

Man reicht gern in Stoßbrot gewälzte, gebratene Blutwurst dazu.

Fleisch.

Das ältere Kind hat einen nicht unwesentlich höheren Eiweißbedarf als das Kleinkind. Wenn auch bis in die neueste Zeit von einer Reihe von Autoren immer wieder betont wird, daß eine vollkommen fleischlose Ernährung des Schulkindes nicht nur möglich, sondern sogar empfehlenswert sei, so stehen wir auf dem Standpunkt, daß mäßige Fleischgaben, also die Zufuhr von animalischem Eiweiß, für das Wachsen und Gedeihen des älteren Kindes unbedingt nötig sind. Außerdem gelingt es besonders gut, auch schlecht essenden Kindern die nötige Menge an Eiweiß (etwa $^1/_{10}$—$^1/_5$ des Gesamtkalorienbedarfs) in Form von Fleischspeisen zuzuführen.

Auch schwer verdauliches und fettes Fleisch, wie Leber, fettes Schweinefleisch, Pökelfleisch, Wild, kann dem Schulkinde gegeben werden. Allerdings ist die Verträglichkeit für fette Speisen schon im Kindesalter individuell recht verschieden, was im Einzelfalle berücksichtigt werden muß.

Die gleichen Richtlinien gelten auch für die Verabreichung von fetten Fischspeisen (Ölsardinen, Bücklinge, Sprotten) und dergleichen.

Gebackene Leber:

200 g Leber
10 g Mehl
40 g Brösel (von Weißbrot)
20 g Fett
1 Ei
10 g Salz
etwas Pfeffer (½ g)

Zubereitung: Die vorher gut enthäutete Leber wird mit einem feuchten Tuche gewischt und in Stücke zerschnitten, mit Ei, Mehl und Bröseln paniert, in heißem Fett auf beiden Seiten goldgelb gebacken, mit Salz und Pfeffer bestreut und rasch serviert. Herstellungsdauer etwa ¾ Stunden.

Kaloriengehalt: etwa 350 in 100 g.

Käse.

Der Käse ist als Eiweißträger für die Ernährung von großer Bedeutung. Er kann auch das Fleisch teilweise ersetzen. Leicht verdauliche Käsesorten sind: Rahmkäse, Gervais, Edamer und Emmenthaler, schwerer verdauliche: Camembert, Roquefort, Gorgonzola, Limburger, Liptauer und Harzer Käse. Manche Kinder reagieren auf den Genuß von Käse mit Überempfindlichkeitserscheinungen (Quaddelausschläge). In solchen Fällen muß er selbstverständlich aus dem Kostplane gestrichen werden. Stark gewürzte und gesalzene Käsesorten sind wegen des großen Durstes, den sie hervorrufen, auch für das ältere Schulkind nicht geeignet.

Genußmittel.

Mit der Verabreichung von Genußmitteln an Schulkinder wird auch heute noch vielfach Mißbrauch getrieben. Alkoholische Getränke dürfen dem Schulkinde auf keinen Fall gereicht werden! Der wachsende Organismus ist gegen das Gift des Alkohols viel empfindlicher als der erwachsene. Starker Kaffee und dunkler, russischer Tee sind ebenfalls für das Schulkind ungeeignet, dagegen ist gegen hellen Milchkaffee (auch Bohnenkaffee) und Tee nichts einzuwenden. Kakao und Malzkaffee sind aber auch für das Schulkind die geeignetsten Getränke zu Frühstück und Vesper. Der Milchgenuß soll gegenüber dem Kleinkindesalter, wie oben schon betont wurde, weiter eingeschränkt werden (300—400 g Milch täglich). Ein mäßiger Milchgenuß ist aber während des ganzen Schulalters empfehlenswert.

Die eigentlichen Genußmittel des Kindes sind von alters her die Süßigkeiten. Es ist durchaus richtig, mit etwas Schokolade, einem Stückchen Kuchen und ähnlichem dem kindlichen Bedürfnis nach Süßigkeiten entgegenzukommen, zumal ein strenges Ausschalten derselben aus dem täglichen Kostplane nur dazu führt, das Kind zu heimlicher Näscherei zu verleiten. Ein guter Erzieher wird sich dieser, als Belohnung zu verwendenden Genußmittel gerne und mit Vorteil bedienen. Zu verurteilen ist natürlich auch hier jedweder Mißbrauch, der für gewöhnlich darin besteht, daß dem Kinde dauernd Süßigkeiten angeboten werden, es also an diese geradezu gewöhnt wird, oder daß es bei Festlichkeiten, Kindergesellschaften usw. mit diesen überfüttert wird.

Eierspeisen.

Reisauflauf:

¾ l Milch	3 Eier
75 g bester Reis	1 Prise Salz
2 Eßlöffel Zucker	Zitronenschale

Herstellung: Der Reis wird in der gesalzenen Milch weichgekocht. Butter, Zucker, Eigelb und Zitrone wird recht schaumig gerührt und der abgekühlte Reis dazugegeben; zuletzt der Schnee der drei Eiweiß. In heißem Ofen ungefähr 20 Minuten gebacken.

Gesamtkalorien etwa 604.

Reismehlauflauf:

Eigelb rühre man mit Zucker und Reismehl, gebe den steifen Eierschnee hinzu und backe die Masse in einer Auflaufform 20—30 Minuten.

Auflauf von Reis mit Frucht:

40 g Reis	2 Eiweiß
½—¾ l Milch	eingemachte Früchte
2 Eigelb	2 Eßlöffel Stoßbrot
2 Eßlöffel Zucker	15 g Butter

Herstellung: 40 g abgebrühter Reis wird mit ½—¾ l Milch langsam gar, doch nicht weichgekocht. Nachdem derselbe abgekühlt ist, rührt man 2 Eigelb, 2 Eßlöffel Zucker und zuletzt den steifen Schnee daran, füllt hiervon sogleich in eine ausgestrichene Form eine Lage Reis, darauf eine Lage Frucht: in Zucker frisch gekochte oder eingemachte Aprikosen, Mirabellen, Kirschen oder Äpfel, worauf dann wieder eine Lage Reis kommt, und fährt hiermit fort, bis der Reis zu Ende ist. Obenauf muß Reis sein, worauf dann etwas gestoßener Zwieback gestreut wird und einige Stückchen frische Butter. Dann läßt man den Auflauf im Backofen schön hellgelb backen. Man kann von dem Saft der gekochten Frucht einen Beiguß dazugeben. Dieselbe Masse kann man in einer Puddingform im Wasserbade kochen.

Gesamtkalorien etwa 528.

Nudel-Pudding:

¼ l Milch	1 Teelöffel Zitronenzucker
45 g Butter	4 Eier
45 g Zucker	20 g süße Mandeln
70 g Fadennudeln	1 Prise Salz

Herstellung: Die Nudeln wirft man einen Augenblick in kochendes Wasser, dann auf einen Durchschlag zum Abtropfen. Die Milch wird mit der Hälfte der Butter und dem Salz aufgekocht, die Nudeln darin abgebacken, bis sie sich vom Topfe lösen, dann das Ganze kaltgestellt. Die übrige Butter wird zu Sahne gerührt, man gibt zuerst die Eidotter und den Zucker dazu, dann die Mandeln und darauf die Nudeln, zuletzt den steifen Eierschnee. Man kocht das Ganze in einer mit Butter ausgestrichenen Form im heißen Wasserbade und richtet es mit Frucht- oder Rotweinbeiguß an.

Gesamtkalorien etwa 1008.

III. Einige Kochrezepte für die Ernährung des Schulkindes in Notzeiten.

Gemüsetopf mit Leber:

250 g Leber
etwas Fett
1 kg Mohrrüben
1½ kg Kartoffeln
Salz

Die geschnittenen Mohrrüben und Kartoffeln läßt man unter wenig Wasserzugabe in gut verschlossenem Topf 15 Minuten dünsten, dann die in Scheiben geschnittene Leber darauf und läßt das Gericht noch 30 Minuten schmoren. Zuletzt mit Salz abschmecken.

Gesamtkalorien etwa 2230.

Vollkornschrotbrei:

250 g Feinschrot
Salz, Zitronenschale
1 Liter Wasser
Zucker nach Geschmack

Schrot mit Wasser, Zitronenschale und Salz 30 Minuten kochen lassen. Mit Zucker und Zitronensaft abschmecken.

Gesamtkalorien etwa 847.

Vollkornschrot-Bratapfelbrei wird in gleicher Weise bereitet:

100 g Wasser
15 g Steinmetz-Vollkornschrot
100 g Bratäpfel (= 2 größere Äpfel)
10 g Zucker

Gesamtkalorien etwa 193.

Vollkorn-Mast-Vitaminspeise:

200 g Vollmilch
30 g Steinmetz-Weizenvollkornschrot
10 g Butter
20 g Zucker
1 Ei

Der Brei wird zunächst in der üblichen Weise hergestellt, dann erst das Eigelb in den fertigen Brei gerührt und das zu Schnee geschlagene Eiklar hinzugegeben. Am Schluß Zugabe von gesüßtem Zitronen-, Apfelsinen-, Mandarinen- oder frischem Beerenfruchtsaft.

Gesamtkalorien etwa 436.

Brotaufstrich:

Man bereitet eine Mehlschwitze aus 20 g Mehl, 10 g Fett, $^1/_{10}$ Liter Wasser oder Milch. Aus dieser Grundmasse bereitet man:

1. Kräuteraufstrich durch Hinzugabe von Zitronensaft, Zwieback, Schnittlauch und Kerbel.
2. Tomatenaufstrich durch Hinzugabe von 1 bis 2 Eßlöffel Tomatenmark und feingehackter Gewürzgurke.
3. Käseaufstrich durch Hinzugabe von 1—2 Eßlöffel geriebenem Käse (Harzer Käse oder andere Reste).

Süßspeisen.

Quarkspeise: ½ l Magermilch, 40 g Grieß, 3 Minuten langsam kochen lassen, Zucker nach Geschmack, kalt schlagen bis zur schaumigen Masse, dazu den schaumiggeschlagenen Quark.

Zitronencreme: ¼ l Wasser, ⅛ l Magermilch, 4 Eßlöffel Zucker, 25 g Kartoffelmehl, 1 Eßlöffel Mehl, 1 Zitrone, 1 Ei. Wasser mit Kartoffelmehl, Zucker und Ei aufkochen, mit Zitronenschale und -saft abschmecken. Die Milch mit dem Mehl verquirlt aufkochen; nach dem Aufkochen zu Schaum schlagen und mit der Zitronenmasse vermischen.

Hefeplätzchen: 200 g Mehl, 80 g Zucker, 1 Ei, 30 g Fett, 15 g Hefe, 2—3 Eßlöffel Milch. Mehl, Zucker, zerbröckelte Hefe und die Milch werden zu einem geschmeidigen Teig verarbeitet. Der Teig braucht nicht zu gehen. Teig ausrollen, Formen ausstechen und bei Mittelhitze backen.

10. Kostpläne für das Schulkind.

Kostplan für ein 8 Jahre altes Kind.

Gesamtkalorien: etwa 1750—1800.

Frühstück:	2 Tassen Kaffee mit Milch 1 Semmel und 2 Scheiben Vollkornbrot oder 4 Schnitten Vollkornbrot mit Butter und Marmelade oder Honig.
Für die Schule:	2 Scheiben Vollkornbrot mit Butter und Teewurst, Apfel, Apfelsine, Banane oder dgl.
Mittagessen:	Tomatensuppe mit Reis 400 g Gemüse 200 g Kartoffeln 50 g Fleisch

oder
Erbsensuppe mit Speck
oder
Rotkohl mit Leber und Kartoffelbrei
oder
Hühnersuppe mit Schwemmklößen
oder
eine Eierspeise (z. B. Eierkuchen, Brotpudding mit Fruchtsoße usw.)

Als Nachspeise: Quarkspeise, Ananas mit Schlagsahne, Vanillecreme oder Kompott oder eine Rohkost.

Abendbrot: Schokoladensuppe
oder
Apfelgrütze mit Milch
oder
Makkaroniauflauf mit Tomatensoße
oder
Aufgewärmtes vom Mittag, dazu
3 Scheiben Vollkornbrot mit Butter, belegt mit Teewurst, Leberwurst, Blutwurst, Tomaten, Radies, Quark, Gurke usw.
1 Tasse Tee oder Milch.

Kostplan für ein 10 Jahre altes Kind.

Gesamtkalorien: etwa 1800—1900.

Frühstück: 2 Tassen Kaffee mit Milch
2 Semmel, 2 Scheiben Vollkornbrot mit Butter Marmelade oder Honig.

Für die Schule: 2 Scheiben Vollkornbrot mit Butter, Wurst oder Käse, Apfel, Apfelsine, Banane oder dgl., je nach Jahreszeit.

Mittagessen: Kerbelsuppe
Rosenkohl und Schweinebraten
200 g Kartoffeln (Salzkartoffeln, Bratkartoffeln oder Kartoffelbrei)
oder
Hackbraten und Wurzelgemüse
200 g Kartoffeln

oder
Gemüseeintopf
oder
gebratenen Fisch mit Kartoffelsalat.

Als Nachspeise: Zitronencreme, Schweizer Reis mit Sahne, Kompott aus verschiedenen Früchten oder Rohkost.

Abendbrot: Bratkartoffeln mit einem Spiegelei oder Rührei oder Salat
oder
Buchweizengrütze mit Milch
oder
Kartoffeln mit Bratensoße vom Mittag
oder
Fruchtgrütze mit Milch, dazu
4 Scheiben Vollkornbrot, belegt mit Butter, Teewurst, Leberwurst, Blutwurst, Tomaten, Radies, Quark, Gurke usw. 1 Tasse Tee oder Milch.

Kostplan für ein 12—14jähriges Kind.

Gesamtkalorien: etwa 1900—2000.

Frühstück: 2 Tassen Kaffee mit Milch
2 Semmel, 2 Scheiben Vollkornbrot mit Butter, Marmelade oder Honig.

Für die Schule: 3 Scheiben Schwarzbrot mit Butter und Wurstbelag oder Käse.
Obst je nach Jahreszeit.

Mittagessen: Frische Suppe mit Klößen und Reis und Rindfleischeinlage
oder
Würstchen mit Kartoffelsalat
oder
Erbsen und Wurzeln mit Kalbsbraten
oder
Steckrüben mit Fleisch (Schweinefleisch)
oder
Weißkohl mit Hammelfleisch
oder

gekochten Fisch mit Salzkartoffeln und Buttersoße
oder
Kartoffelpuffer mit Kronsbeeren (dann eine Suppe vorher).

Als Nachspeise: Quarkspeise, Karamelpudding oder Apfelkompott oder Rohkost.

Abendbrot: Bechamelkartoffeln und Krabben
oder
Früchte mit Milch, z. B. Erdbeeren, Blaubeeren
oder
Buttermilchsuppe mit Reis oder Haferflocken, dazu 4 Scheiben Schwarzbrot mit Bückling belegt, ein weichgekochtes Ei oder 4 Scheiben Schwarzbrot mit Butter und Wurstbelag.
1 Tasse Tee oder Milch.

11. Kostpläne für das Schulkind in Notzeiten.

Kostplan für ein 8 Jahre altes Kind.

Gesamtkalorien: etwa 1550—1650.

8 Uhr:
Frühstück: 1 Tasse Malzkaffee mit Milch
2 Scheiben Brot mit Honig oder Marmelade, dazu Brotsuppe mit geriebenen rohen Äpfeln
oder
Haferbrei mit Magermilch gekocht.

Für die Schule: Obst, je nach Jahreszeit, dazu 1—2 Scheiben Brot mit Aufstrich (Marmelade, Käse usf.)

13 Uhr:
Mittagessen: Gemüsesuppe
200 g Rüben in Milchsoße
200 g Kartoffeln (Salz- oder Pellkartoffeln)
30 g Fleisch, 10 g Butter
oder
Graupeneintopf
oder
Gemüseragout (süßsauer abgeschmeckt)
oder
gebratenen oder gekochten Fisch mit Kartoffelsalat.

Als Nachspeise: z. B. Karamelpudding, Kompott, Apfelmus oder Rohkost (z. B. Wurzelrohkost, Sellerie und Apfel) 2—3mal wöchentlich.

19 Uhr
Abendbrot: 250—300 g Apfelreis mit Milch
oder
Buchweizengrütze mit Saft, auch Gerstengrütze, dazu 1—2 Scheiben Vollkornbrot, 5 g Butter, etwas Wurst, Tomaten, Radies, Gurke, rote Beete oder Salate, zur Abwechselung nur mit Kräuteraufstrich bestreichen.
Gelegentlich nur Gewärmtes vom Mittag.
Dazu 1 Tasse Tee oder Fruchtsaft.

Kostplan für ein 10 Jahre altes Kind.

Gesamtkalorien: etwa 1700.

8 Uhr
Frühstück: 1 Tasse Kaffee mit Milch
1 Semmel und 2 Scheiben Schwarzbrot mit Marmelade oder nur 1 Scheibe Schwarzbrot, 5 g Butter, dazu Haferbrei oder Grießbrei in Magermilch gekocht.

Für die Schule: 2 Scheiben Schwarzbrot mit 5 g Butter und 1 Apfel oder anderes Obst.

13 Uhr:
Mittagessen: 2—3mal wöchentlich eine Gemüsesuppe
200—300 g Rotkohl oder anderes Gemüse
50 g Fleisch (Schweinebraten)
300 g Kartoffeln (Pellkartoffeln)
10 g Butter
oder
Gemüseeintopf mit Leber
oder
Rübeneintopfgericht mit Hammelfleisch

2—3mal wöchentlich eine Nachspeise, z. B. Quarkspeise, Zitronenspeise.

19 Uhr:
Abendbrot: 200—300 g Gemüse vom Mittag mit Bratkartoffeln

oder

Pellkartoffeln mit brauner Hefetunke oder Salaten

oder

Fruchtgrütze, z. B. Apfelgrütze mit Milch, dazu 2 Scheiben Schwarzbrot mit Quark oder Brotaufstrich, gelegentlich Brot geröstet.

1 Tasse deutschen Tee oder Fruchtsaft.

Kostplan für ein 12 Jahre altes Kind.

Gesamtkalorien: etwa 1750—1800.

8 Uhr
Frühstück: 1½—2 Tassen Milchkaffee oder deutschen Tee, 2—3 Scheiben Vollkornbrot, 10 g Butter mit Marmelade oder Quark

oder

Vollkornschrotbrei

Für die Schule: 2 Scheiben Brot mit Quark oder Käse und etwas Obst

13 Uhr
Mittagessen: 2—3mal wöchentlich eine Gemüsesuppe oder Fleischbrühe

50 g gekochtes oder gebratenes Fleisch, 5 g Butter, dazu reichlich Kartoffeln oder Pellkartoffeln und

300 g Gemüse, 5 g Butter

oder

200—300 g Fisch mit Kartoffeln od. Kartoffelsalat

oder

Kartoffelklöße mit Bratensoße vom Tage vorher

oder

Würstchen und Kartoffelsalat

oder

Pfannkuchen mit Salat oder Kompott, dann vorher eine Suppe

oder

Quarkklöße mit Kompott.

Als Nachspeise: Kompott, Salat, Rohkost.

19 Uhr

Abendbrot: Nudeln oder Reis mit Tomatensoße
oder
Bratkartoffeln mit saurer Gurke
oder
Gemüseauflauf (Reste vom Mittag), dazu
3 Scheiben Vollkornbrot, 10 g Butter, Käseaufstrich oder statt dessen Räucherfisch (Sprotten, Bücklinge usf.).
Dazu eine Tasse deutschen Tee, im Sommer Obst.

IV. Einige Sondergerichte für das Kindesalter.

Einbrennsuppe mit gebähter Semel:

1,5	Hn	Fleischbrühe	1500 g
1,5	„	Mehl	30 g
3	„	Fett	22 g
2	„	Butter	17 g
2	„	Semmel	50 g
		Salz, Kümmel	—
		einkochen auf	1500 g
		10 Hn 1500 g	

Mehl läßt man in Fett braun rösten, gibt Kümmel hinzu, gießt die Einbrenne mit Fleischbrühe auf, würzt sie mit Salz und läßt sie 15 Minuten kochen. Die Semmeln schneidet man würflig, gibt sie in heiße Butter und läßt sie im heißen Rohr bähen. Die Suppe wird durch ein Sieb geseiht und mit den gebähten Semmelwürfeln angerichtet. — Zubereitungsdauer: ¾ Stunden.

Kartoffelsuppe:

1,5	Hn	Fleischbrühe	1500 g
4	„	Kartoffel	320 g
4,5	„	Speck	45 g
		Salz	—
		Sellerie	10 g
		Majoran	—
		einkochen auf	1500 g
		10 Hn 1500 g	

Geschälte, würflig geschnittene Kartoffeln, Sellerie und Majoran werden in der Fleischbrühe weichgedünstet. Der Speck wird würflig geschnitten, goldgelb geröstet, der Kartoffelsuppe beigemengt und serviert. — Zubereitungsdauer: ¾ Stunden.

Leberknödelsuppe:

1,5	Hn	Fleischbrühe	1500 g
2	„	Leber	100 g
1,5	„	Brösel	30 g
1	„	Semmel	25 g
1	„	Ei	1 Ei
3	„	Fett	22,5 g
		Salz	—
		einkochen auf	1500 g

Eine halbe Semmel wird gut geweicht und ausgedrückt. Ei und Fett werden abgetrieben, mit der gut gehäuteten, passierten Leber, der eingeweichten Semmel, Salz und Brösel zu einer weichen Masse verarbeitet. Man formt aus dieser Masse 10 kleine Knödel, die man in der Fleischbrühe 10 Minuten kocht. — Zubereitungsdauer: ¾ Stunden.

12. Kalorientabelle

(für das ältere Kind).

Nahrungsmittel für das Kleinkind und Schulkind.

100 Gramm enthalten:	Eiweiß	Fett	KH.	Kalorien
Rohe Nahrungsmittel:				
Weizenmehl, fein	10,7	1,1	74,7	360
Roggenmehl	5,5	0,4	80,6	357
Haferflocken	16,3	5,7	66,3	392
Mondamin (Maizena)	0,4	0,1	89,7	370
Makkaroni	12,9	0,7	75,6	369
Spinat	2,3	0,3	1,8	20
Blumenkohl	2,5	0,3	4,6	32
Spargel	1,6	0,1	1,7	14
Karotten	1,1	0,2	8,2	40
Steckrüben	0,8	0,1	3,9	20
Weißkohl	1,5	0,2	4,2	25
Rotkohl	1,7	0,2	4,2	25
Erbsen (grün)	6,6	0,5	12,4	83
Kopfsalat	2,1	0,4	2,7	23
Gurken	0,6	0,2	0,9	8
Rettich	1,9	0,1	8,4	43
Radieschen	1,2	0,2	3,8	22
Tomaten	1,0	0,2	4,0	26
Rote Beete	1,3	0,1	6,8	34
Teltower Rübchen	3,5	0,1	11,3	62
Sellerie	1,4	0,3	8,8	45
Kohlrabi	2,5	0,2	5,9	36
Kartoffeln	2,0	0,2	20,9	96
Apfel (Birnen, Pfirsiche, Aprikosen, Kirschen)	0,4	—	13,3	59
Weintrauben	0,7	—	17.7	79
Erdbeeren	1,3	—	7,8	45
Bananen	0,9	—	15,5	68
Walnüsse	16,7	58,5	13,0	666
Mandeln	21,4	53,2	13,2	637
Hühnerei (= 50 g)	5,6	5,3	0,3	74
Eiweiß	3,8	—	0,2	16
Eigelb	2,5	4,9	0,04	57
Quark	26,0	4,6	3,1	162
Weichkäse	7,7	49,2	—	489
Schweizerkäse	23,7	32,5	5,0	420
Camembertkäse	22,2	26,8	—	340
Weizenbrot (Brötchen, Semmel)	6,8	0,5	57,8	265
Schwarzbrot (Vollkorn, Graham)	8,1	0,9	51,0	251
Pumpernickel	6,5	0,6	48,3	230
Keks (Zwieback, Knäckebrot)	9,9	2,6	75,5	374
Topfkuchen (Stollen)	8,3	19,0	47,1	404
Kakao (entölt), Schokolade	26,6	13,2	37,3	385
Honig, Marmelade	0,4	—	81,0	334
Marzipan	8,0	23,0	58,0	485

100 Gramm enthalten:	Eiweiß	Fett	KH.	Kalorien
Rindfleisch (mager)	20,6	3,5	0,6	120
Kalbfleisch (mager)	19,2	0,8	0,5	88
Leber (Kalb)	19,9	3,7	3,3	130
Schweinefleisch (mager)	20,4	4,8	0,4	130
Schinken (mager)	25,1	8,1	—	178
Huhn	20,0	4,5	—	125
Taube	22,1	1,0	0,5	102
Würstchen	14,1	13,7	0,3	187
Mettwurst	19,0	40,8	—	457
Leberwurst	16,0	35,9	2,6	410
Karpfen	16,7	8,7	—	149
Schellfisch	16,9	0,3	—	71
Kieler Sprotten	12,6	9,6	0,4	143
Bücklinge	13,0	6,0	—	109
Räucherlachs	20,6	9,7	1,6	181

*) Einige Kochrezepte sind sowohl beim Kleinkind wie beim Schulkind angeführt, um ihr Auffinden zu erleichtern.

Sachverzeichnis.